Robin Rehmann

mit Marc Vogel

Steine im Bauch

Robin Rehmann
mit Marc Vogel

STEINE IM BAUCH

MEIN LEBEN MIT COLITIS ULCEROSA

KOMPLETTMEDIA

Quellenangaben:
Seite 88 f., Theodore Roosevelt »The man in the arena«:
http://www.theodore-roosevelt.com/trsorbonnespeech.html
Seite 151 ff., SRF 3 Focus-Interview:
www.srf.ch/sendungen/focus/robin-rehmann-ich-moechte-dass-man-hinschaut
Seite 187 ff., Nadine Burke Harris im TED-Talk: www.ted.com/talks/nadine_burke_harris_how_childhood_trauma_affects_health_across_a_lifetime?language=de
Seite 193 f., Emeran Mayer:
www.focus.de/wissen/mensch/focus-titel-die-macht-des-mikrobioms_id_7369927.html
Seite 219, Amy Hempel »The man in Bogotá«, zuerst erschienen in »Reasons to Live«, 1995:
https://sites.duke.edu/theconnection/2012/08/13/the-man-in-bogota/

Disclaimer:
Die Angaben in diesem Buch sind nicht dazu da, um eine Krankheit zu diagnostizieren, behandeln oder zu heilen. Es handelt sich hierbei um einen Erfahrungsbericht. Ich bin kein Arzt und habe keinerlei Erfahrung im Bereich des Gesundheitswesens. Jegliche Handlungen, die du aufgrund dieses Buches unternimmst, basieren auf deiner eigenen Entscheidung, für die ich nicht verantwortlich gemacht werden kann. Wenn du das Gefühl hast, an einer schweren chronischen Krankheit zu leiden, solltest du dich in ärztliche Behandlung begeben.

1. Auflage 2017
Verlag Komplett-Media GmbH
2017, München/Grünwald
www.komplett-media.de
ISBN: 978-3-8312-0459-5
Auch als E-Book erhältlich

Lektorat und Korrektorat: Redaktionsbüro Diana Napolitano, Augsburg
Umschlaggestaltung: X-Design, München
Satz: Daniel Förster, Belgern
Druck & Bindung: COULEURS Print & More, Köln
Printed in Germany

Die Diagnose »chronisch krank« hat mein Leben aus der Bahn geworfen.
Mein Erfahrungsbericht ist sehr persönlich. Dieses Buch soll die chronisch-entzündliche Darmerkrankung Colitis ulcerosa bekannter machen, die Sensibilisierung Angehöriger schärfen und Betroffenen Mut spenden.

Robin Rehmann (FRC)

INHALT

VORWORT

Ich habe den Rauch stets ignoriert, und jetzt kann ich die Flamme nicht mehr kontrollieren. Die Entzündung im Dickdarm lässt mein Haus in Flammen stehen. Im Kampf gegen mich selbst! Autoimmunkrankheit. Oder wenn dein Körper sich selbst attackiert. Denn das einzige, das genügend Kraft hat, mir in den Arsch zu treten, bin ich selbst!

Das ist es wohl, das spirituelle Erwachen, von dem man in Midlife-Crisis-Büchern lesen kann. Während sich die einen auf den Jakobsweg zur Selbstfindung begeben, suche ich mir eine schwere Darmkrankheit aus. Colitis ulcerosa. Klingt wie der lateinische Begriff für eine hübsch blühende Rose, aber außer den Dornen haben die beiden wenig gemein.

Mein Leben ist jetzt ein anderes, als es vor der Diagnose war. Neue Türen wurden eingetreten, alte Fenster neu verglast, um die Sicht auf das Wesentliche nicht zu verlieren. Vom Verlorengehen, Sich-wieder-Finden und nach dem rechten Weg fragen – davon handelt dieses Buch. Keine Memoiren, um zwischen den Zeilen meine Trauer zu bekunden. Die Idee dafür entstand im Krankenhaus. Hier wurde auch die Angst geboren, den Anschluss zu verlieren. Ich dachte, es würde sich fast lohnen, alles aufzuschreiben, um vielleicht selbst zu verstehen, was mit mir passiert.

Ich bin nicht allein. Etwa 160 bis 250 von 100.000 Einwohnern in der westlichen Welt leiden an einer Colitis ulcerosa. Weder Ursache noch Heilung sind bisher geklärt, Lösungsansätze teilweise sogar diametral. Schulmedizin, Naturheilkunde, der Aspekt der Psychosomatik, in diesem Spannungsfeld bewege ich mich als Patient. Immer in der Hoffnung, meinen Dickdarm behalten zu können, um nicht ein Leben im Durchfall zu bestreiten.

Zerrissenheit. Beim Versuch, diese Zerrissenheit auf Papier zu bringen, bin ich kurios gescheitert. »Backspace« und »Delete«, als Antwort auf den nächsten Einfall. »Am Ende ergibt das alles einen Sinn.« Was als motivierender Stoßstangenaufkleber funktioniert, ist auch Benzin für meinen Schicksalsglauben. Mein Unvermögen öffnet Tür und Tor, einen neuen Menschen in mein Leben zu lassen. Denn eins hat mich meine Krankheit gelehrt: »Das schafft keiner allein!« Ohne all die lieben Menschen, die mich auf meinem steinigen Weg begleiten, hätte ich meinen optimistischen Ausblick schon längst verloren.

»Du suchst eine helfende Hand? Schau mal am Ende deines Arms nach!« Dieses Motto, das man mit sattem Bauch in Glückskeksen findet, kann man getrost in die Tonne schmeißen. Nein, du sollst dein Glück nicht von anderen abhängig machen, aber jede helfende Hand annehmen, die sich dir in der Not entgegenstreckt. Vor allem scheue dich nicht davor, danach zu greifen und nach Hilfe zu fragen.

Zu Beginn meiner Krankheit habe ich versucht, diese herunterzuspielen. Dabei habe ich insgeheim gehofft, dass meine Ärzte und mein Umfeld schon irgendwie merken, wie schlecht es mir wirklich geht. Diese Maske setze ich noch heute regelmäßig auf, welche ich dann erst hinter der verschlossenen Badezimmertür, geschüttelt von starken Bauchkrämpfen, ablegen kann.

Ich wollte nie »der Kranke« sein. Mit diesem Bild habe ich mich bis heute nie anfreunden können. Aber die Rolle des »Starken« sollte man spätestens jetzt ablegen und vertrauen. Vertrauen an das Gute und die Menschen um dich herum. Ich bin diesen Menschen unglaublich dankbar, die mich in dieser schwierigen Zeit unterstützt und sich um mich gekümmert haben. Ob mit Zuhören, Gesprächen, Medizin, Fitness- und Entspannungsübungen oder mich einfach in den Arm nehmen und Mut machen. Ihr wisst, wer ihr seid!

Ich kann meine Dankbarkeit euch gegenüber kaum in Worte fassen. Mich aber dafür zu öffnen, das war ein Prozess. Ich will hier festhalten, dass jeder solche Menschen in sein Leben holen kann. Seien es Fachkräfte wie Psychologen und Ärzte, die dich nicht nur fachlich, sondern auch empathisch behandeln. Du bist nicht egal. Ihnen nicht, und du solltest es dir selbst gegenüber auch nicht sein. Deshalb öffne dich! Such Hilfe, sei diese psychologisch, alternativ oder schulmedizinisch. Greife nach den Händen, die dir angeboten werden. Allein hätte ich das nicht geschafft. So verhält es sich auch mit diesem Buch.

Ich machte mich via Facebook-Status auf die Suche nach jemandem, dem ich meine Geschichte erzählen kann. In der Hoffnung, dass diese akkurat wiedergegeben wird. Nur einem guten alten Freund kann man diese Geschichte emotional so weitergeben, dass sie tatsächlich nachempfunden werden kann. Der Moment, wenn das Schicksal einen Homerun schlägt und deine Hoffnung auf der sicheren Base Platz findet: Marc Vogel. Um mit Metaphern vom Vogel, der im Winter nach Süden zieht, um im Sommer wieder zurückzukehren, sparsam umzugehen, bringe ich es gleich auf den Punkt: Marc Vogel und ich kennen uns, seit wir das Licht dieser Welt erblickten. Unsere Mütter waren beste Freundinnen. So verbrachten wir zwangsweise schon als kleine Kinder unsere Zeit miteinander. Diese Freundschaft wurde abrupt beendet, als die Konflikte in meiner Familie eine Dimension erreichten, die mir weit über den Kopf gewachsen sind. Dämonen. Abgründe. Ich musste fliehen. Konnte mich nicht stellen. Ich habe als volljähriger Teenager alle Kontakte und Verbindungen gekappt, die mich an meine Traumata erinnern. Verdrängen, Brücken niederbrennen, konfrontiert mit der Unmöglichkeit, den eigenen Gedanken zu entfliehen.

Erst 15 Jahre später und nach der intensiven Auseinandersetzung mit meiner Krankheit suchte ich wieder den Kontakt. Zu Patrick Vogel, Marcs vier Jahre älterem Bruder. Patrick und ich sind gleich alt. Uns verband neben Nintendo Games auch eine kreative Ader. Da Patrick Onlineportale meidet und ich deutlich leichter zu finden bin, war er es, der die erste E-Mail nach 15 Jahren losschickte. Vielleicht war die Unterstützung, die er für eine Studienarbeit suchte nur ein Vorwand – vielleicht auch nicht. Das vertraute Gefühl, ihn nach so langer Zeit wiederzusehen – Balsam für meine Seele. Es verwunderte mich nur bedingt, dass sein kleiner Bruder Marc gerade dabei war, seine Ausbildung als Drehbuchautor an der Filmakademie in Baden-Württemberg abzuschließen, hatten wir doch schon im heimeligen Kinderzimmer unsere eigenen Geschichten auf Kassetten aufgenommen.

Es galt, die Naht zu schließen, die uns zusammenhält. Diese Vertrautheit von früher, sie war noch da. Das Wiedersehen fühlte sich richtig an. Ganz und gar nicht, als hätte man sich ein halbes Leben lang nicht gesehen. Eher wie eine Reise, von der wir beide zurückkommen und nun davon berichten. Marcs Leben beeindruckt mich, und schnell war klar, dass es für ihn keine Mühe bedeutet, in meine Gefühlswelt einzutauchen. Er, der mit seinem Elektrokardiogramm selbst die Grenzen ausgelotet hat, sitzt mir jetzt fast genau 15 Jahre später gegenüber, hört zu und erklärt sich bereit, mit mir dieses Buch zu schreiben. Für mich ist es mehr als ein Buch. Danke Marc.

Robin Rehmann,
im Juni 2017

EINLEITUNG

Robin war immer schon ein Bauchmensch. Spontan, energievoll, enthusiastisch, lustig. Das alles aber in besonders aufgedrehter, wilder Art. Immer hatte er frische Ideen und spannende Einfälle. Ein Traum für einen kleinen achtjährigen Knirps wie mich damals, als wir als Kinder und dann als Jugendliche viel Zeit miteinander verbrachten. Seine Welt war voller Möglichkeiten. Er vermochte den trübsten Novembertag noch unvergesslich zu machen. Egal, ob wir Hörspiele aufnahmen oder Lieder einsangen.

Einmal übernachteten wir bei ihm. Wir schliefen unten im kleinen Zimmer im Erdgeschoss, in dem sein Vater oft Klavier spielte. Wir machten durch, das erste Mal für mich. Und mitten in der Nacht kletterten wir dann einfach aus dem Fenster und liefen in Laufenburg herum. Drei kleine Jungs auf Abenteuertour. Als Proviant hatten wir diese Gummibären-Frösche dabei. »Ein Frosch uf d'Nacht« sagten wir dann. Es gab uns wohl den nötigen Mut.

Robin ist vier Jahre älter als ich, genau wie mein Bruder Patrick. Und eigentlich war er immer wie ein zweiter Bruder für mich. So oft war er bei uns zu Hause in Wallbach, aß bei uns, schlief bei uns. Die Ferien verbrachten wir gemeinsam. Einmal kamen er und seine Eltern sogar nach Rhodos mit, wo wir immer unsere Sommerferien verbrachten. Unvergesslich.

Doch dann kam irgendwann der Bruch. Abrupt oder schleichend, ich kann es nicht mehr genau sagen. Wir verloren uns aus den Augen. Seine Besuche mit dem »Töffli« wurden immer weniger, wir besuchten ihn gar nicht mehr. Seine Mutter und meine, schon seit Teenagertagen beste Freundinnen, mieden sich. So erscheint es mir retrospektiv. Aber was damals wirklich passierte, sollte ich erst viel, viel später erfahren. Es ging ihm offenbar damals schon nicht gut. Seine fröhliche Art, eine Maske für das Chaos, das in ihm tobte. In seinem Bauch. Damals nur als vages Gefühl. Irgendwann sahen Robin und ich uns schließlich gar nicht mehr. Er war ein Austauschjahr in den USA. Das hatte ich noch mitbekommen. Aber seine Reise war nicht der eigentliche Grund.

Ich lebte natürlich mein Leben weiter, war in die Bezirksschule gekommen, alles war aufregend, die Kindheit vorbei. Ich fing an auszugehen, lernte Mädchen kennen, versuchte, sorgenlos zu sein, wie ich es auch von meinem »Bruder« vorgelebt bekommen hatte.

Es sollte Jahre dauern, bis ich Robin wiedersah. Gerade hatte ich meinen Fachmaturitätsabschluss in der Tasche, da stand er mitten unter den Leuten am Marktplatz in Basel. Er hatte dieselbe Schule besucht und war als Redner geladen. Er stand neben meiner Familie und mir, unterhielt sich mit uns, und doch schien er unendlich weit entfernt.

Ein Kindheitsfreund ist ein Seelenverwandter. Er hat mit mir die Welt betreten und kennengelernt. Nie wird eine neue Bekanntschaft diese ursprünglichen, tiefen Erfahrungen mit einem teilen, die einen Menschen für sein ganzes Leben prägen. Robins abermaliges Auftauchen an diesem Tag war nicht mehr als ein Wetterflimmern. Ein kurzes Aufblitzen am Horizont, irgendwo in der Ferne. Eine Erinnerung. Aber der Donner, der sollte erst viel später hörbar sein.

Erst als ich mittlerweile Vater geworden war, seit Jahren schon in Deutschland wohnte, und seine Geschichte über die Medien indirekt erfahren hatte, saßen wir uns wieder gegenüber. Das war Anfang dieses Jahres, im März. Es hatte etwas geschneit, und kurz vor unserem Treffen war ich nervös wie vor einem ersten Date, wartete in meinem Elternhaus, das sich nie verändert hat. Was reden, was, wenn wir schweigen, werden wir uns noch immer verstehen?

Dann klingelte es, und Robin stand da.

Wenn man jemanden lange nicht sieht, dann hat SIE meistens ein bisschen kräftigere Hüften und ER einen dezenten Wohlstandsbauch. Bei Robin war das anders. Er war schmaler geworden, bleicher. Die Krankheit hatte ihn gezeichnet, und an schlechteren Tagen sieht man das. Robin wirkte zerbrechlich, schwach.

Doch schien dies nur ein oberflächlicher Eindruck zu sein. Denn er nahm mich in den Arm und drückte mich herzlich. Zwei Brüder umarmten sich nach langer Zeit. Ich spürte seine Rippen. Es war wie immer.

Wir ließen uns wieder los, und er lächelte, lachte wie früher. Das Lachen eines Menschen ändert sich nie. Das Lachen eines Menschen ist etwas so Schönes und Individuelles, es offenbart dir mehr noch als der Körper den ganzen Menschen, seine Seele. Ob verhalten, herzlich, laut und schallend, oder einfach nur ein tonloses Schmunzeln. Robins Lachen ist mehr ein Kichern, ein kindliches Grinsen, dazu die forsch glänzenden Augen. Man muss es einfach gernhaben. Robins Lachen war also noch dasselbe. Aber es hat an Kraft verloren. Er hat an Kraft verloren. Er war derselbe und doch ein anderer. Denn etwas hatte sich grundlegend geändert: Robin ist krank.

Länger schon, seit Jahren. Ich hatte es durch meinen Bruder mitbekommen, spätestens durch Robins Radiosendung »S.O.S. – Sick Of Silence«. Doch es ist etwas anderes, wenn man den Menschen dann sieht, die Geschichte aus seinem Mund hört.

Ich erfuhr die ganze Geschichte. Den Anfang, Robins Kindheit, kannte ich teilweise. Was alles danach passierte, als wir uns nicht mehr sahen, erfuhr ich dann allmählich. Die Geschichte über »Colitis ulcerosa«. Die Autoimmunkrankheit, an der Robin leidet. Die Behandlungen, die er exerziert. Die Leute, die ihm Hilfe anbieten. Die psychischen Belastungen. Die körperlichen Leiden. Das Kreuz, das Robin zu tragen hat. Die Steine, die er mit sich herumträgt. Die Steine im Bauch.

Aber Robin hat das Kämpfen nie aufgegeben. Wie in den amerikanischen Filmen, die wir als Kinder verschlangen. Indiana Jones, James Bond, Rocky. Die geben nie auf! Tschakka, du schaffst das! Aber sie haben auch keine schwere chronische Krankheit. Eine Krankheit, die dir menschliche Grundbedürfnisse schlechtmacht: Essen und Schlafen, um nur zwei zu nennen.

Dann, Wochen nach unserem Treffen, erhielt ich von Robin unerwartet eine Mail. »Hast du Interesse und vor allem Lust, das Buch über mich und meine Colitis ulcerosa zu schreiben?« Ich musste schlucken. Vor Überraschung, vor Dankbarkeit über das große Vertrauen.

Trotzdem musste ich kurz überlegen, ob ich der Richtige für dieses heikle und wichtige Thema bin. Denn persönlich wusste ich bis zu diesem Zeitpunkt wenig über Colitis ulcerosa. Okay, eigentlich nichts. Wie viele Krankheiten ist diese auch mehr oder weniger tabuisiert und findet in der Öffentlichkeit kaum statt.

Ich hatte natürlich ebenfalls Erfahrungen mit Krankenhäusern und Ärzten – und die Liste meiner Krankheitsgeschichte ist auch schon etwas länger: Mumps, Windpocken, Gürtelrose, Augenentzündungen, Bronchitis, Ausfall Vestibularis links (Gleichgewichtssinn, bis heute auch nicht klar, warum) und die gute Sinusitis, mit der ich auch chronisch zu kämpfen habe. Dazu noch Knochenbrüche (Zeh, Schlüsselbein, Nase), das Loch im Kopf (Danke, Pascal), der Meniskusanriss und diverse Prellungen. Aber eine schwere chronische Krankheit ist schon etwas ganz anderes. Wenn sich dein Leben einfach mal so komplett auf den Kopf stellt.

Kann ich das überhaupt verstehen? Weiß ich, wie Robin und all die anderen Erkrankten sich fühlen? Nein. Das wissen nur die Menschen selbst, die Tag für Tag gegen die schlimmen Symptome und Schmerzen kämpfen.

Aber ich kann zuhören. Ich kann mich in einen Menschen einfühlen, ihn verstehen lernen, seine Sorgen und Gefühle aufnehmen, und diese dann in diesem Buch für andere ebenfalls erlebbar machen. Ich kann Robins Geschichte, die er mir erzählt hat, aufschreiben. Seine Interviews, die er zum Thema geführt hat, seine Vlogs (Video-Blogs), die er aus dem Krankenhaus gemacht hat, verarbeiten und in Form bringen. Dieses Buch geht jeden an.

»Ich kann das Buch nicht schreiben. Du musst es machen«, hat Robin zu mir gesagt. Und das tue ich jetzt. Nach kurzer Überlegungszeit habe ich zugesagt.

Denn in seiner Geschichte steckt etwas Universelles, etwas Allgemeingültiges. Es sind Tipps und Ratschläge zum Umgang mit Colitis ulcerosa, aber auch allgemeingültige Gedanken zum Leben und seinem Wert, die jeden zum Nachdenken bringen. Denn wir alle wissen, Gesundheit ist nicht selbstverständlich. Unser Leben auch nicht.

Und wenn wir mit diesem Buch, das wir gemeinsam immer wieder besprochen und weiterentwickelt haben, anderen Menschen helfen können, dann hat Robins elende Krankheit doch noch etwas Gutes hervorgebracht:

Niemand ist mit seinem Schicksal allein.

Marc Vogel,
im Juni 2017

PROLOG

ERTRINKEN

Da sitze ich auf meinem Thron aus Keramik und werde von Krämpfen geschüttelt. Keiner hört mich, als ich vom Toilettenring langsam auf den Badezimmerboden gleite und die Kontrolle über meine Ausscheidungen verliere. Ich weine. Ich lasse alles zu. Während mir die Tränen über die Wangen kullern und diese blutige Flüssigkeit aus meinem Hintern rinnt, erlebe ich einen Perspektivwechsel.

Ja, ich liege da im Krankenhaus auf diesem kalten Toilettenboden, heule wie ein Schlosshund und tröste mich selbst. Ja, die Schmerzen sind kaum erträglich. Und ja, ich weiß nicht, was morgen ist. Aber mein bisheriges Leben ist vorbei.

»Wieso weinst du so, Robin? Wir kriegen das wieder hin. Wir haben doch schon ganz anderes gemeistert. Das packen wir auch noch«, spreche ich mir beruhigend selbst in meine dröhnenden Ohren zu.

Ich fühle mich umarmt, bin beruhigt. Doch mein Körper krampft weiter auf diesem grau melierten Boden. Hin- und hergeschüttelt zwischen Wein- und Bauchkrämpfen.

Das ist er wohl. Der Moment, in dem alles wegbricht.

KAPITEL 1

BETON IN DER BRUST

An diesem Punkt sollte sich mein Leben also auf den Kopf stellen. Aus der Bahn geworfen, gecrasht. Ein Leben, das die letzten Jahre, wenn nicht sogar Jahrzehnte, von ganz anderen Merkmalen geprägt war. Wobei rückblickend brodelte es schon lange. Viel zu lange. Seit meiner Kindheit. Aber dazu später.

KINDHEIT

Ich bin am 21. Januar 1981 in Laufenburg in der Schweiz geboren. Schön gelegen am Rhein mit einer hübschen Bogenbrücke ins badische Laufenburg, die sogenannte Laufenbrücke. Das kleine Altstadtzentrum ist alt, sehr alt. Touristen, falls welche kämen, würden diese malerische Altstadt sicher auf Fotos festhalten, aber wir an der Grenze zum Badischen sind schon eins geworden mit dieser urtümlichen Atmosphäre.

»Das Lied von Laufenburg« bringt diese Kleinstadtromantik und Urgewalt, die ich in meinem Geburtsort erleben durfte auf den Punkt:

Singend rauscht vom Hochland her der grüne Rhein,
Gischt und Wogen schäumen um das Felsgestein.
Jubelnd in die Ferne zieht mit ihm mein Lied,
wenn er durch die Enge in die Lande flieht.

Der Urheber dieses Liedes bot auch gleich den Straßennamen, an der ich groß geworden bin: Hermann-Suter-Straße 15. Da, wo Gischt und Wogen um mein Felsgestein schäumten, getrieben von diesem einen Traum:

Jubelnd in die Ferne zu ziehen, mit mir mein Lied,
wenn ich durch die Enge in die Lande fliehe.

Aufgewachsen bin ich in einem schönen Einfamilienhaus, mit noch schönerem Garten, einer zwei Jahre älteren Schwester und immer schon mit Katzen. Ein Haus ohne Katzen ist wie ein Aquarium ohne Fische.

Für Freunde, Familie und Bekannte war ich als Jugendlicher der lustige, aufgedrehte Robin. Der immer gut gelaunt war. Der immer crazy Ideen hatte. Mit dem es nie langweilig wurde. Aber hinter der Fassade war es keine einfache Zeit für mich. So ähnlich wie bei einem Kranken, dem man nichts ansieht, der aber innerlich mit seinem Leben ringt.

Mein Laufenburg, die malerische Altstadt, der Rehmann-Brunnen, der Weiher, der Wald, der Schlossberg, das Schulhaus, die dreifache Turnhalle. Orte, verknüpft mit starken Erinnerungen. Schönen Erinnerungen. Ich war integriert. Spielte im Volleyballverein und fühlte mich wohl in der Rolle des Pausenclowns. Das gab mir Halt.

Laufenburg ist als Stadt im Grundbuchamt eingetragen, trotzdem ist es kein großer Ort. Sogar ziemlich eng, wenn man mich fragt. Wie üblich in der Schweiz sind die Menschen mehr für sich, und wenn die heimische Tür zu ist, dann ist sie wirklich zu, fest dreimal verschlossen und das Vorhängeschloss eingerastet. Ich dagegen wollte immer schon die Welt sehen, präsent sein, etwas in die Ferne ziehen. Fliehen. Ich habe mir ein Stück weit meine Welt selbst gestrickt. Schon früh ulkige Geschichten geschrieben, die ich stolz meiner Schwester zum Lesen gab. Es tat gut zu sehen, dass sie diese auch tatsächlich lustig fand. Ich fühlte mich darin bestätigt. Ich sehnte mich nach Anerkennung, wollte wahrgenommen werden.

Der Fernseher und das Radio erhielten bei uns zu Hause besondere Aufmerksamkeit. Aufgewachsen zwischen »Schwarzwaldklinik«, »Rivalen der Rennbahn«, »Verstehen Sie Spaß?«, »Wetten, dass..?« und der »Rudi-Carrell-Show«. Doktor Brinkmann, Sascha Hehn und Frank Elstner waren fixer Bestandteil meiner Kindheit. Vor allem brachte die Flimmerkiste meinen Vater zum Lachen. Ich habe ihn selten so lachen sehen, wie nach einem guten Gag von Feuerstein bei »Schmidteinander« oder bei der absurden Quizshow von Hape Kerkeling. Beim Mittagessen hörten wir dann SWF 3, und es war gut möglich, dass wir Kinder zurechtgewiesen wurden, damit der Radiomoderator besser zu verstehen war.

Klar hat mich diese Welt fasziniert. Ich wollte ins Radio. Dass man mich hört. Ins Fernsehen. Dass man mich sieht.

ERSTE RADIOSENDUNG

Als ich mit 16 in der Zeitung eine Anzeige sah, die junge Moderatoren aufrief, um ein neues Schweizer Jugendradio aufzubauen, wusste ich, dass ich da hinmusste. Dieses Schweizer Jugendradio ist heute SRF Virus. Mein Arbeitsplatz. Das sollte meinen Ehrgeiz doch schön illustrieren? Damals, beim ersten Casting meiner Karriere, habe ich es natürlich vergeigt.

Ich war nervös. Wurde dann aber zu einem Lokalradiosender vermittelt, Radio X in Basel. Dort durfte ich die ersten Monate nur den Veranstaltungskalender vorlesen. Mehr war mir zu Beginn auch nicht zuzutrauen. Aber ich war angefixt, war stolz, wollte mehr, konnte tatsächlich getrieben von Enthusiasmus die Verantwortlichen überzeugen, mir eine Chance zu geben.

»Binggeli« hieß die erste Radiosendung, die ich erfunden habe. Irgendwo im grellen Nirwana zwischen Punk-Rock-Geschrei und »Jackass« fürs Radio. Im Zentrum stand ein selbst geschriebenes Hörspiel, das ich mit Freunden aufgenommen hatte. Ich versuchte stets, die Dinge neu und frisch anzugehen. Ein bisschen verrückt, wie mich wahrscheinlich viele sehen und sahen. Nie mit angezogener Handbremse.

JAHR IN DEN USA

Dann mit Anfang 20 ging ich für ein Jahr in die USA, nach Wisconsin ins Community College, um »Communication Arts« zu studieren. Insgeheim aber auch, um die Vergangenheit vollends hinter mir zu lassen. Dort lernte ich neben »Public Speaking« auch das Radio- und TV-Handwerk kennen. Für das UW Fox College Radio durfte ich eine Sendung produzieren. Sie hieß »The Hate Show« und wurde am College im Aufenthaltsraum ausgestrahlt.

Darüber habe ich mich definiert. Meine kreative Arbeit. Du bist, was du machst. Als Austauschschüler war ich Außenseiter, aber die Amis fanden mich lustig, weil ich einen so starken Akzent hatte. Es machte mir riesigen Spaß, ich liebte die Unabhängigkeit, und es wurde eine unvergessliche Zeit.

LEIDENSCHAFT – DAS RADIO

Zurück im alten Europa gründeten wir eine unkaputtbare Punkband mit dem prophetischen Namen »Krank«. Daneben fing ich bei VIVA Schweiz an, zuerst als Praktikant. Auch wenn mein Aufstieg zum Redakteur und später Moderator von außen betrachtet zufällig schien, war es das nicht. Schon als Praktikant wusste ich, ich gehe hier erst weg, wenn ich der beste männliche Schweizer VIVA-Moderator bin. Zum Schluss war ich vielleicht nicht der Beste, aber neben Fabienne Heyne und Linda Gwerder der Einzige.

Nach einigen Umwegen zwischen WGs und Ausziehcouchs siedelte ich um nach Zürich, wo mein Leben erst richtig Fahrt aufnahm. Es ergab sich einfach so. Ich lernte viele Leute kennen, begann für das Schweizer Radio SRF Virus zu arbeiten, konnte mich so auch in Fernsehformaten einbringen, und parallel berichtete ich viral im Internet über mein Leben in einem Vlog. Live aus meinem Wohnzimmer, mit allen Höhen und Tiefen. Meine junge Karriere begann, und ich wollte immer mehr, drückte weiter aufs Gas.

Körperlich ging es mir in dieser Zeit immer recht gut. Aber ich führte schon ein wildes Leben – ein krasser Kontrast zu dem Schicksal, das mich bald ereilen sollte.

LEBEN IM RAUSCH

Ich war viel unterwegs, ließ keine Party aus, hatte den ein oder anderen Blackout, spielte mit meiner Punkband »Krank« Konzerte, zelebrierte das Bier. Donnerstag, Freitag, Samstag war ich unterwegs. In einem Klub oder mit Kollegen etwas trinken, machte Musik oder setzte irgendeine Idee um oder filmte ein Youtube-Video oder machte für SRF Reportagen oder Interviews. Radio, Fernsehen, Internet, ich war sehr aktiv und lief dabei halt auch genauso hochtourig. »Die Musik muss so laut sein, dass wir nicht hören, wie die Welt untergeht!« Dieses Tattoo hätte ich mir damals direkt unters Herz stechen lassen sollen.

Ein Leben im Rausch. Zwischen Bier und Fertigpizza mit Käseersatz. Meine Ernährung bestand aus Emulgatoren, Aromastoffen und Geschmacksverstärkern, zubereitet von der Fünf-Sterne-Köchin namens Mikrowelle. Essen war für mich mehr ein Übel als ein freudiges Ereignis. Gekocht habe ich nie. Ich war Stammgast beim Pizzalieferanten ums Eck und beim Schnellimbiss am Bahnhof. Für das Thema »Gesundheit« hatte ich nicht einmal ein müdes Lächeln übrig. Wenn mir jemand zum Geburtstag oder zu Weihnachten explizit »Gute Gesundheit« wünschte, konterte ich immer mit: »Gesundheit? Was will ich denn damit? Ich wünsche mir lieber eine Playstation.«

Bis vier Uhr in der Früh auf einem Punkkonzert und dann nach ein paar Stunden Schlaf noch halb verkatert wieder zur Arbeit. Das war mein Rhythmus. Ich hatte oft rote Augen, die brannten. Doch ich hatte ja auch Augentropfen. »Jung kaputt, spart Altersheim!«, schreit kaum noch einer Mitte Dreißig.

Das mag alles so unbeschwert, zumindest glücklich und sorgenfrei klingen. Aber das scheint mir ein verzerrtes Bild. Nicht, dass es kein lebenswertes Leben war, aber unbeschwert war ich nur dann, wenn die Musik laut, das Bier kalt oder das Youtube-Projekt intensiv genug war. Das war mein Mechanismus, meinen Gedanken zu entkommen. Gedanken, die mich mit Schuldgefühlen torpedierten. Wenn ich mich mit diesen Selbstvorwürfen nüchtern und rational befasste, war mir sofort klar, wie irrational diese waren. Trotzdem quälten sie mich. Umso mehr ich mich damit befasste, umso mehr konnte ich mich selbst in den Wahnsinn treiben und mich mit dem Gedanken zurücklassen, dass ich ein böser, schlechter Mensch bin, der kein gutes Leben verdient hat. Ein solcher Mensch lässt es seinem Körper auch nicht sonderlich gut gehen, sondern schindet diesen eher mit langen Jogging-Runden in zu hohem Tempo. Körperpflege war ebenfalls eher sekundär.

Wenn viel läuft, dann muss man sich auch nicht mit seinem Innenleben beschäftigen. Wohl deshalb war ich eigentlich immer ein gehetzter Mensch. Die Gegenseite, den Kater, die Phase, wo es mir schlecht ging, die Schuldgefühle, konnte ich immer wieder verdrängen. Mit der nächsten Party, mit dem nächsten Projekt, mit dem nächsten Event, das noch größer werden sollte.

Auch als DJ war ich oft und lange in Klubs unterwegs. Es war eigentlich immer etwas los bei mir. Und es war auch nicht geplant, dass das irgendwann stoppen sollte. Sondern eher im Gegenteil, es hat immer noch hochtouriger sein müssen, noch schneller und noch mehr. Krasser und wilder. Immer exzessiv. Party war wichtig. Es wurde erst dann spannend, wenn es über Grenzen hinausging.

Am Wochenende war immer Abriss angesagt, irgendwo zwischen Wahnsinn und Selbstzerstörung. »Richtig glücklich bin ich nur im Rausch.« Das war nicht nur so dahergesagt, sondern war auch genau so gemeint. Von 21 bis 33 Jahren war nur Durchzug! Nüchtern fühlte ich mich oft ängstlich, ausgestoßen, von Schuldgefühlen zerfressen. Es gab immer viel zu überspielen. Dafür brauchte ich nicht zwingend Bier, aber es hat auf jeden Fall geholfen.

Ich möchte diese Zeit definitiv nicht glorifizieren. Ich erlebte da zwar tatsächlich die wildesten Geschichten, die ein eigenes Buch füllen würden. Eigentlich zwei Bücher. Ein sehr lustiges, mit wilden Partynächten und abartigen Erlebnissen, die kaum zu toppen sind und ...

KOSTPROBE GEFÄLLIG?

Hat da jemand »Kostprobe« gesagt? Na gut! Es war auf einer Punkparty im »Kessel« in Offenburg. Ein klassischer Punkkeller. »1, 2, 3, Oberkörper frei«, wurde von mir lautstark skandiert, als ich mit meiner Punkband »Krank« gut angesoffen auf der Bühne stand. »1, 2, 3, Oberkörper frei« war mehr als eine stumpfe Parole, es war vielmehr eine Aufforderung, sich frei zu machen von Konventionen und Zwängen. Dies wurde mit unserem Lied »Fashion Town« eingestimmt:

Schickimicki-Schickimicki – Bullshit!

Ein Kleid bei Prada - Uh la la.
Ein Stelldichein mit Calvin Klein.
Kein Wechselgeld für Lagerfeld.
Wer hat diesen Scheiß bestellt?!

Du kannst niemandem trau'n
in Fashion Town!

Haute Couture,
nur wofür?

Designer Hemd,
wird verbrennt!
Ne Make-up-Schicht
fürs Gesicht.
Will ich nicht,
will ich nicht!

Du kannst niemandem trau'n
in Fashion Town!

Die Klamotten ablegen und so sein, wie wir sind! Nackt! Das war nicht nur eine Aufforderung für unser Publikum, sondern auch für unseren Bassisten, der den Rest des Auftritts nur noch mit seiner Bassgitarre »bekleidet« bestritt. Ganz nach dem Motto »Schwänze in die Luft!« hatten wir zu dieser Zeit keinerlei Berührungsängste.

Für den späteren Abend war dann ein »Miss Wet T-Shirt Contest geplant«. Dass dies nicht in einen wirklichen Contest münden würde, war von Anfang an klar, da unsere Konzerte meist praktisch ausschließlich vor Männern stattfanden. Also wurden die Regeln kurzerhand zum »Mister Wet T-Shirt Contest« abgewandelt. Zu gewinnen gab es ein selbst bemaltes T-Shirt und ganz viel Ruhm und Ehre.

Da an der Bar tatsächlich zwei junge Damen für das Bierzapfen verantwortlich waren, erkor ich die beiden zu den Schiedsrichterinnen mit besonderem Auftrag. Sie mussten entscheiden, welcher Punker den besten Oberkörper hatte. Wie sie dies eruieren sollten? Durch Ablecken der Oberkörper, die ich mit zwei Flaschen Bier begoss. Fünf Asseln standen mit nacktem Oberkörper auf der Bühne, die beiden Jurorinnen leckten und gaben Noten von 1 bis 5, während ich die Meute als besoffener Moderator anheizte.

Als letzter Kandidat war unser Bassist an der Reihe. Er, der schon vorher splitterfasernackt auf der Bühne stand, wusste, dass er mit nacktem Oberkörper nicht durchkommen würde. Da musste mehr her! »Gruppenzwang! Gruppenzwang!«, skandierte ich. Free Willy sprang in die Freiheit, und ich übergoss ihn mit Bier. Nun forderte ich die beiden Mädels prollig auf: »Ablecken und bewerten!« Die Menge tobte. Unser Bassist »Massen Mord« erhob triumphierend die Hände und konnte kaum glauben, wie ihm geschieht, als eine wohlige Wärme sein bestes Stück umschloss. Die beiden Spielleiterinnen standen kichernd daneben, als Massen seinen Blick nach unten senkte. Da saugte ein stark behaarter Punk mit lustigen Dreadlocks an seinem Pillermann.

Das war das erste Mal, dass Massen ein Mister-Wet-T-Shirt gewonnen hatte. Am selben Abend stürmte dann auch noch die Feuerwehr den Keller, und ein Punk wurde aus Versehen bis am nächsten Nachmittag in den Getränkekeller gesperrt. Aber das ist eine andere Geschichte.

IMMER AUF DER ÜBERHOLSPUR

Meine Wochenenden waren geprägt von Bierduschen und Erinnerungslücken. Diese Momente, dieser Rausch, fühlte sich nach Freiheit an und sollte das übertünchen, was das erwähnte zweite Buch füllen würde. Die Kehrseite der Medaille, die vor der Außenwelt krampfhaft versteckt werden musste. Geplagt von Unsicherheit, Ängsten und beladen mit einem permanent schlechten Gewissen. Schuldgefühle, deren Ursachen diffus waren. Dieser Schmerz war aber auch zugleich mein Antrieb weiterzumachen.

Ich hätte mir nicht vorstellen können, ein Wochenende einfach zu Hause zu bleiben. Und falls es sich doch ergeben hatte, wegen irgendwelcher blöden Umstände, dass jemand im letzten Moment abgesagt hatte oder so, dann fühlte ich mich unwohl. Es war seltsam, zu Hause zu bleiben. Das kam aber zum Glück sehr selten vor.

Meine Freunde sagten oft: »Robin, kannst du dich nicht einmal hinsetzen und ein Buch lesen oder es mal locker nehmen?«

Nein, konnte ich nicht. Ich habe es geliebt, dieses Lustige, das Extreme. Ich hatte Geschichten zu erzählen, was am letzten Wochenende wieder passiert war, oder gestern oder vorgestern.

So hatte ich einen großen Bekanntenkreis und einen sehr guten Freundeskreis. Ich sah mich immer in der Rolle des Unterhalters. Es war auch meine Aufgabe, dass etwas läuft, also organisierte ich viel. Sei das ein Auftritt als DJ, ein Konzert der Band, ein Geburtstag von einem Freund, wo wir eine Riesenüberraschung planten, oder eine Sendung mit einem wichtigen Gast, der ein großer Aufreger war, wo es plötzlich um alles ging. Ich hatte zwar auch den Ruf, »wenn der etwas organisiert, dann herrscht Chaos«, aber das war auch, weil ich eben so viel organisiert hatte und dann natürlich auch viel schiefgehen kann. Der spätere Frust darüber, dass ich das alles nach meiner Erkrankung nicht mehr leisten konnte, war unumgänglich.

Diese durchzechten Nächte und wilden Partys mögen heute für manchen oberflächlich und nach typisch jungem Erwachsenen klingen. Ich empfand es als hochtourig. Es gab zusätzlich ein Alltagsleben im Job, das ich ebenso forcierte. Ein Ziel, das ich immer hatte, war, eine Radio-Persönlichkeit zu werden. Mit einem Radio-Format, das anders war als das, was man bisher in der Schweiz kannte. Ich wollte immer eine Sendung mit mehr Tiefgang, aber auch mit Humor und Spaß. Es ging mir nie ums bloße Provozieren, obwohl mich Kritiker als »schlimmer als Crack in der Pausenmilch« bezeichneten. Das verkörperte ich tatsächlich, in gleichem Maße privat wie beruflich.

Es ist schwierig zu sagen, ob ich in meinem vorherigen Leben glücklich und zufrieden war. Das hört sich irgendwie lustig an, »vorheriges Leben«, als wäre es ein anderes Leben nach der Diagnose. Aber es ist tatsächlich ein anderes Leben.

Davor war ich schon eher ein getriebener, gestresster Typ. Ich würde sagen, zufrieden war ich nie. Ich habe das auch immer so gesagt: »Ich bin nicht zufrieden.« Weil, wenn ich zufrieden bin, hört es auf. Und das war es auch, was mich angetrieben hat und mich wahrscheinlich zu dem gemacht hat, was ich bin. Moderator, DJ, Punksänger, Colitis-ulcerosa-Kranker.

SCHLÜSSELMOMENT

Die ersten Anzeichen waren für mich schwer zu deuten. Ein Moment, der aber nachträglich als Aufschrei zu verstehen ist, ereignete sich bei einem Fußballspiel des Grasshoppers-Klubs Zürich gegen den FC Basel. Beim Schlusspfiff sagte ich noch zu meinem Begleiter »Frustfoul«, dass es da ganz schön in meiner Magengegend rumore. Aber beim Gedanken an die Stadiontoilette kam nicht gerade Freude auf. In Anbetracht dessen, dass meine Wohnung nur zwanzig Minuten vom Stadion entfernt war, war es eine rationale Entscheidung, den Kobold erst zu Hause ins Klo zu boxen. Ich wusste nicht, dass die nächsten zwanzig Minuten einem Tanz auf heißer Kohle glichen. Kaum hatten wir das Letzigrund-Stadion verlassen, wusste ich, dass ich vielleicht besser in der Gastwirtschaft ums Eck einkehren sollte, um dort meine Rohrbombe krepieren zu lassen.

Doch in diesem Augenblick kam der Linienbus angefahren, und ich wurde mit »Frustfoul« und all den anderen leicht angeduselten Fans in den Bus gepfercht. Da war gar keine Zeit, groß darüber nachzudenken. Kalter Schweiß machte sich auf meiner Stirn breit. Ich war ausgeliefert. Der Gedanke, jetzt hier vor allen anderen im eng bepackten Bus einen braunen Pullover zu stricken, ließ die Panik in mir hochsteigen, und ich spürte meinen Herzschlag in der Stirn pulsieren. Keine Ahnung, was mein Kumpel »Frustfoul« in diesem Moment bei meinem Anblick gedacht hat. Erkennen konnte er nichts. Ich hatte mein obligatorisches Lächeln aufgesetzt. Am Ende ist es doch gut zu wissen, dass jeder Mensch so sehr mit sich selbst beschäftigt ist, dass ein still leidender Junge konsequent übersehen wird. Immer. Besser so, in diesem Moment. Hätte mich jemand angesprochen, wäre der ganze Bus in Nougatcreme versunken. Ich tanzte den Disco-Fox. Sekunden wurden zu Stunden. Zehn Minuten Busfahrt, Auge um Auge mit dem braunen Killerwal. Weiche Knie. Nur aufgeben – aufgeben kann ich jetzt nicht!

KAPITEL 2

AUSBRUCH

Dieses wilde Leben lebte ich also. Immer auf der Überholspur. 2012 bekam ich dann die Diagnose.

Die ersten Symptome nimmt man gar nicht ernst. Um bei der Metapher zu bleiben: Es fühlt sich mehr an wie Unebenheiten auf der Autobahn. Je schneller man fährt, desto weniger spürt man sie. Man ist ja von seinem Körper gewöhnt, dass man einmal eine Magen-Darm-Grippe hat oder dass es einem mal schlechter geht, verbunden mit Durchfall oder ein bisschen Fieber. Das empfand ich als normal.

Aber mit einem Mal begann mein Körper zu spinnen. Ich musste sehr oft, sehr stark furzen. Förmlicher: Ich hatte sehr viel Luftabgang. Mein Stuhlgang sah auch nicht mehr so schön aus, und ich merkte natürlich, dass etwas nicht mehr stimmte. Aber ich verdrängte das und arbeitete einfach weiter. Als wäre nichts. Das konnte ich gut.

In dieser Phase begleiteten wir eine Band fürs Schweizer Fernsehen auf ein Konzert in Deutschland. Nach dem Konzert musste ich ein Video aus dem Tourbus drehen: Hier das Sofa, dort die kleinen Kühlschränke, und da telefoniert der Schlagzeuger immer mit seiner Omi. Anschließend fuhren wir mit der Band zurück in die Schweiz –, und auch da musste ich furzen wie eine Wildsau. Im ganzen Bus stank es. Ich war nie der Typ, der sich für einen Furz geschämt hat. Ich war mehr der Typ, zieh mal am Finger, ich furze, und ich fand das lustig. Ich schämte mich auch nie für einen guten Furz im richtigen Moment.

»SCHATZ, IST DAS NICHT WUNDERBAR?«

Einmal war ich mit meinem besten Freund in Dubai in den Ferien. Wir waren in einem Luxushotel, »Palms« hieß das. Ein todschickes Hotel, wo frisch Vermählte ihre Flitterwochen verbringen. Eine Oase der Harmonie und Freundlichkeit. Mein Freund und ich lagen gerade still auf unseren bequemen Liegestühlen am Pool. Wir hatten Meerblick, und es war einfach herrlich. Da kam unweit vor uns ein frisch verliebtes, es war unübersehbar, Ehepaar aus der Lobby. Sie schlenderten einträchtig den Pool entlang und ließen sich sanft vor uns in zwei Liegestühle nieder. Das helle Hemd des Mannes wogte leicht im Wind.

Dann nach einem Seufzen sagte der Mann, das ist wirklich so passiert, zu seiner Frau: »Schatz, ist das nicht wunderbar?«

Just in diesem Moment merkte ich, wie sich in meinem Bauch lustigerweise ein Furz bildete, der perfekt passen würde. Und nachdem dieser frisch verheiratete Ehemann also zu seiner glücklich lauschenden Gattin sagte: »Schatz, ist das nicht wunderbar?«, da machte ich einfach Pffff, Pffff, Pff.

Es hat richtig geknallt. Mich hat es verrissen vor Lachen. Mein bester Freund lachte mit. Aus Stolz, Scham, Freude, ich weiß es nicht. Einen Furz erlebt man hundertfach, aber gerade in einem solchen Moment – magic. Das Pärchen vor uns schüttelte die Köpfe, stand auf und ging.

Diese Episode zelebrierte ich richtig und erzählte sie überall herum.

Aber dieser Moment im Tourbus war etwas komplett anderes. Weil ich wusste: Das Furzen, das nun abgeht, ist nicht mehr lustig. Das ist das Furzen, das krank ist. Es roch auch so. Nach Verwesung. Es war mir unangenehm.

Da war mir klar: Ich muss krank sein. Ich nahm an, dass ich eine »Magen-Darm-Grippe« hätte. Zu dieser Zeit war mir der Ernst der Lage nicht bewusst.

»HILFE, ICH HAB BLUT IM STUHL!«

Eine Woche später stand eine Live-Sendung auf dem Programm. Der Moderator Andi Rohrer konnte an diesem Tag nicht vor Ort sein, also suchten wir nach einer anderen Lösung. Diese rettende Idee kam ironischerweise von mir. Irgendwie muss ich wohl gefühlt haben, dass »Krankheit« ein wichtiges Thema bei mir werden würde. Wir wollten also einfach in der Live-Sendung behaupten, der Andi Rohrer sei krank, deshalb kann er nicht da sein. Als nächstes würden wir so tun, als schalteten wir live zu ihm nach Hause in seine Wohnung. Die Sendungsgäste würden ihn dann quasi daheim überraschen. So könnten wir die Bilder einfach voraufzeichnen.

Das Dumme: Nach der Tourbus-Episode war ich krank – offiziell mit »Magen-Darm«. Ich war eigentlich als Redakteur und Side-Kick eingeplant. Also machten wir aus der Not eine Tugend und nutzten diese Steilvorlage des Lebens. »Robin, du bist krank. Leg dich in das Bett, und die Gäste der Sendung kommen zu dir, spielen Lieder und wünschen dir gute Besserung.«

Das haben wir dann tatsächlich so gemacht. Andi konnte also nicht in der Live-Sendung sein, da er mich armen kranken Mann betreuen musste. Ein toller Plan. Im Nachhinein wirkte das natürlich alles völlig bizarr. Denn ich hatte nicht nur »Magen-Darm«, sondern etwas Schweres. Es stank in Andis Zimmer, weil ich immer so abscheulich Luft ablassen musste. Ganz gemäß meinem Naturell versuchte ich jedoch, die Sendung am Laufen zu halten.

Diese Episode spiegelte ziemlich genau mich als Menschen und mein Leben wider. Dieses wirklich Krankhafte »The show must go on. The show must go on.« Es musste einfach immer weiterlaufen. Die Sendung, die Auftritte. ICH musste immer weiterlaufen. Es gab keinen Platz dafür, krank zu sein. Dieses Bild vom Kranken, das wollte nicht zu mir passen. Das war ich nicht. Überspielen, das hatte ich von der Pieke auf gelernt, und das kann ich noch heute. Hervorragend sogar.

Die Sendung kam an. Man kann sie sich auf Youtube anschauen. Mit dem heutigen Wissen bekommt das Ganze einen spannenden Subtext.

Leider habe ich mich von der Krankheit nicht mehr erholt.

Die nächsten Wochen musste ich zu Hause im Bett verbringen. Mit Bauchweh, Durchfall und zuletzt einem bisschen Blut im Stuhl. Das war es dann, was mich erschreckt hatte. Die Alarmglocken schrillten, und endlich konnte ich sie auch hören.

Ich rief sofort das Notfall-Telefon an: »Hilfe, ich hab Blut im Stuhl. Was ist los? Ist das schlimm?« Die beruhigten mich, was auch sonst. Ich solle am nächsten Tag einen Termin bei meinem Hausarzt vereinbaren. Das machte ich dann auch. Meine Hausärztin zog gleich die richtigen Schlüsse und schickte mich zu einem Spezialisten für Darmerkrankungen.

Das ersparte mir eine Odyssee. Denn normalerweise dauert es ewig, bevor der Patient die Diagnose »Colitis ulcerosa« erhält. Er wird lange von einem Ort zum nächsten geschickt. Infekte werden langsam abgeklärt, die sich dann meistens nicht bestätigen. Ich wurde selbstverständlich genauso auf viele Varianten getestet. Leider überall negativ.

COLITIS ULCEROSA? EINE URWALDBLUME?

Es kam zu meiner ersten Darmspiegelung. Da wusste ich noch nicht, dass dies eine bewusstseinserweiternde Erfahrung werden würde. Als erstes darf man literweise Abführmittel saufen und seinen Würgereflex trainieren. Aber wer darin Übung hat, sich selbst gebrautes Gesöff hinter die Binde zu kippen, sollte auch damit keine Probleme haben. Der Darm muss für die Untersuchung komplett geleert sein.

Als ich mich mit den öffentlichen Verkehrsmitteln auf den Weg zur Praxis machte, rutschte ich mit hochrotem Kopf nervös auf meinem Sitz hin und her. Ich hätte Windeln tragen sollen. Aber Windeln waren für mich immer so ein entwürdigender Gedanke, dass ich mir lieber in die Hosen scheiße.

Bis heute weiß ich nicht mehr, wie ich die Fahrt unbeschadet bis zur Praxistoilette überstand. Es war ein Gang auf rohen Eiern, der schon bald belohnt werden sollte: Propofol! Der Stoff, aus dem die Träume sind, wurde zu meiner neuen Passion! Ein Narkosemittel, das mir den Drogenrausch auf Krankenkassenkosten bescherte. Ein Gefühl, als könne man fliegen! Wenn man sich der Injektion einfach hingibt, schläft man sofort ein und spürt praktisch nichts. Kämpft man jedoch dagegen an, eröffnet sich eine Welt der Glückseligkeit. Ich kann mich nicht daran erinnern, in meinem Leben überhaupt einmal so glücklich gewesen zu sein wie auf Propofol. Ich war scheinbar nicht der Einzige, der diese Liebe für dieses Medikament empfand. Mit Michael Jackson war ich in guter Gesellschaft.

Vom Eingriff bekam ich tatsächlich rein gar nichts mit. Als ich kurz darauf noch völlig verdattert am Ärztepult saß, faselte der etwas von linksseitiger Colitis ulcerosa, die man aber dank der heutigen Medikamente sehr gut in den Griff bekommen sollte.

Colitis ulcerosa. Ein schöner Name, dachte ich. Das hört sich an wie eine Blume. Eine Urwaldblume. Denn ich hatte keine Ahnung, was das für eine Krankheit war – und vor allem, was sie für mich bedeuten sollte.

KAPITEL 3

KEINE ROSE, ABER AUCH MIT DORNEN

So, ich habe also Colitis ulcerosa. Colitis ulcerosa gehört zu den chronisch-entzündlichen Darmerkrankungen (CED), Morbus Crohn gehört auch zu dieser Familie. Nicht zu verwechseln mit Reizdarm. Was zwar Ähnlichkeiten haben kann, aber eine andere Erkrankung ist.

Obwohl es viele Betroffene gibt, die an Colitis ulcerosa leiden, trauen sich nur die wenigsten, offen darüber zu sprechen. Wieso? Weil es um Scheiße und Durchfall geht, beides Themen die nicht einfach locker-flockig beim gemütlichen Beisammensein auf den Tisch kommen sollen.

Was als Erstes betont werden muss, wenn wir hier über Colitis ulcerosa sprechen, ist, dass diese Krankheit jeden anders beeinträchtigt. Meine Erfahrungen mit der Krankheit sind sehr spezifisch, und wenn ich mit anderen Betroffenen darüber spreche, merke ich oft, dass sich die Symptome und persönlichen Belastungen teilweise total unterscheiden.

Für mich ist Colitis ulcerosa die Hölle. Das weiß ich heute, nach drei Jahren schwerem Verlauf, spätestens seit dem Tag in San Francisco, auf den wir später noch zu sprechen kommen. Bauchkrämpfe, Blut, Scheiße. Ganz viel Scheiße, es ist ekelhaft, es stinkt, es ist peinlich, es ist mit Panikattacken, Unsicherheit, Schweißausbrüchen verbunden. Man wird fremdgesteuert, man hat sich und seinen Körper nicht mehr unter Kontrolle.

Es ist der Moment, in dem man merkt, dass man alles auf einmal verlieren kann. Alles, von dem man gemeint hat, dass es für immer sei.

MEIN KÖRPER GREIFT MICH AN

Medizinisch betrachtet meint Colitis ulcerosa einen entzündeten Dickdarm, ganz einfach. Eine Autoimmunkrankheit. Mein Immunsystem glaubt, dass mein Dickdarm etwas Böses sei. Der Darm ist böse und muss von meinem Immunsystem angegriffen und vernichtet werden. Dies verursacht die Entzündungen. So kinderleicht wurde mir das zunächst erklärt.

Nun müsse man mein Immunsystem ganz einfach etwas runterskalieren, damit meinem Körper die Kraft fehlt, meinen Dickdarm anzugreifen. Dann würde das alles wieder besser werden.

In Wirklichkeit gibt es (noch) keine eindeutig nachgewiesene Ursache, wie die Krankheit entsteht. Eine kleine Liste von Auslösertheorien ist jedoch vorhanden: Genetik, Stress, Ernährung.

Bei einer solchen Ausgangslage ist es schwierig, die passende Therapie zu finden, trotzdem sollte ich auf meinem Weg auf wichtige Helfer aus der Schulmedizin, der Naturheilkunde und der Alternativmedizin treffen. Gleichzeitig ist die Erkrankung ein Lehrer mit Rohrstock, der dich zu einer Auseinandersetzung mit dir und deinem Leben zwingt oder blutig prügelt.

Zu diesem Zeitpunkt stand ich ganz am Anfang meines langen, steinigen Weges. Ehrlich gesagt, war mir das in diesem Moment überhaupt nicht klar, naiv und verdrängend wie ich war.

Ich sollte einen Achttausender besteigen und hatte weder Sauerstoffgerät noch die richtige Ausrüstung dabei. Apropos: Große Höhe kann bei einem Betroffenen einen Krankheitsschub auslösen. Hypoxischer Stress durch geringeren Sauerstoffgehalt in der Luft. Ich war weit weg von hypoxi... wie auch immer Stress. Im Irrglauben, es würde bloß ein kurzer Regenschauer über meine paradiesische Insel der Verleugnung ziehen, behielt ich meine Badehose an, um die ausgiebigen Freuden des Lebens weiterhin zu genießen.

KAPITEL 4

ALLES HALB SO WILD

Mein Dickdarm war entzündet.

Was das für mich und meinen Fall bedeutete, war mir bei der Diagnose nicht klar. Die Diagnose ist meist vor der Erkenntnis. Zumindest für den Patienten. Und in meinem Fall verlief dieser erste Colitis-ulcerosa-Schub vergleichsweise leicht. Es fühlte sich an, wie einen Monat lang Magen-Darm-Grippe zu haben. Das konnte ich aushalten.

Mir wurde eine Broschüre zum Krankheitsverlauf und zur Medikation mitgegeben, dann durfte ich gehen. Zu Hause kramte ich diese Broschüre aus der Tasche und blätterte etwas darin. Ich wollte mich noch immer nicht wirklich damit anfreunden. Ein glücklich lächelnder Mensch auf einem Fahrrad strahlte mir darauf in warmen Farben entgegen. Wir schaffen das! »Sie haben jetzt Colitis ulcerosa, aber das Leben bleibt lebenswert«, stand da in großen Lettern. Ich war irritiert, wieso sollte mein Leben auch nicht mehr lebenswert sein? Irgendwie wurde ich nicht schlau aus dieser Krankheit.

Natürlich habe ich Doktor Google befragt. Doktor Google macht bekanntlich aus einer Erkältung gleich einen Lungenkrebs, daher sah ich doch einen beruhigenden Konsens. Ich musste wohl einen leichten Schub haben, und der würde mich nicht sehr beeinträchtigen.

Nun konnte ziemlich schnell mit der Therapie begonnen werden. Das bedeutete für mich konkret Cortison zur Linderung der Beschwerden und möglichst schnell ein Biologika wie Infliximab verabreicht zu bekommen. Immer her damit.

Ich bekam die Infusion – und innerhalb von ein, zwei Wochen war ich vollkommen beschwerdefrei. Puh, noch einmal Glück gehabt. Es war scheinbar kein schwerer Verlauf, dachte ich, und hatte die Erkrankung schon wieder aus dem Kopf. Ich konnte mein Leben wieder normal aufnehmen.

REISS DICH ZUSAMMEN

Man muss sich das so vorstellen: Vor der Diagnose war ich ungefähr einen Monat lang krank, mit Bauchschmerzen und Durchfall. Dann ging ich zur Ärztin, man klärte es ab, es ist Colitis ulcerosa, ich bekam Cortison, bald Infliximab, und dann nach kurzer Zeit ging es mir wieder gut. Wo war das Problem? Schwer und chronisch? Besonders, weil die Infliximab-Infusion innerhalb weniger Tage anschlug, verstand ich die wahren Auswüchse der Krankheit nicht wirklich.

Natürlich informierte ich mich und sprach mit meinen Ärzten, aber es fühlte sich einfach nicht so schlimm an. Ich konnte zwar lesen, dass es verschiedene Verläufe der Krankheit geben soll: leichte, mittlere, schwere. Aber ich dachte: »Dann habe ich wohl Glück und den leichten Verlauf erwischt.« Mein Leben schien auf jeden Fall lebenswert.

Es würde dieses Buch nicht geben, wenn die Geschichte hier zu Ende wäre. Ob mein Leben noch lebenswert ist, das fragte ich mich rund zwei Jahre später öfter, während ich weinend und blutend auf der Toilette saß.

Nachdem die Infusion sofort anschlug, gab es keinen Grund, etwas an meinem Leben zu ändern. Ich war in Remission, beschwerdefrei.

Ich begann also wieder, mein normales Leben zu führen. Das hieß in meinem Fall: Gleich energetisch, gleich viel Stress, immer noch Party machen, Alkohol trinken. Ein sehr wildes Leben eben. Ich ließ mich nicht einschränken.

Die Leute um mich herum hoben zwar hin und wieder den mahnenden Zeigefinger à la: »Uh, bist du sicher, dass du das mit deiner Krankheit ...« Aber ich war auf diesem Auge blöd. Ich aß, was ich wollte, trank, was ich wollte, Schlaf-Wach-Rhythmus scheißegal, Party gemacht, Alkohol und Zigaretten konsumiert. Ich hatte nicht das Gefühl, ich sei krank, geschweige denn chronisch krank.

Von der Krankheit erzählte ich nur wenigen. Lediglich eine Handvoll wussten es konkret. Die anderen dachten einfach, ja der Robin, der geht alle sechs Wochen zur Infusion. Da ist irgendwas mit seinem Bauch. Es gab auch keinen Grund, etwas anderes zu denken. Bekam ich doch alle sechs Wochen meinen Gesundheitscocktail direkt in die Adern gespritzt. So war ich bereits seit drei Jahren in einer Beschwerdefreiheit. Ohne jegliche Probleme.

Zugegeben, ich hatte eine leise Vorahnung, dass sich da wieder etwas zusammenbraut. Dieses Gefühl wurde ganz langsam aber stetig immer etwas lauter. Bis der Stuhl dünner wurde. Ich bekam mehr Pickel. Ein Unwohlsein. Doch lange kein Grund zur Panik. Bis zu meiner Deutschland-Tournee mit meiner Punkband »Krank«. Nie hatte der Name so gut gepasst.

KAPITEL 5

EIN JACKSON POLLOCK IN DER SCHÜSSEL

Im Sommer 2015 hatte ich Großes vor. Weite Reisen und ungezähmte Abenteuer. Wir, das heißt meine Band »Krank« mit mir als natürlich unverzichtbarer Frontsänger, planten, auf eine Deutschlandtour zu gehen. Von Stadt zu Stadt fahren, Konzerte rocken, wenig schlafen, viel feiern, noch mehr erleben, noch weniger schlafen.

Eine Woche sollte es quer durch Deutschland gehen. Einmal hoch nach Hamburg und wieder runter. Als wäre das nicht schon sportlich genug, setzte ich noch ein Sahnehäubchen obendrauf: Gleich im Anschluss an unsere Odyssee würde ich mit anderen Kollegen dann in die USA reisen, nach San Francisco um genauer zu sein. Aber wirklich *gleich* danach. Samstagnacht war unser letztes Konzert angesetzt, am Sonntag ging der Flieger. Ich hatte meine Koffer vorgepackt, alles war minutiös geplant. Es sollte ein unvergesslicher Sommer werden.

Das wurde er auch, in jeder Hinsicht. Leider.

TANZ AUF DEM VULKAN

Auf dem Papier war ich noch immer krank, benötigte weiter meine Infliximab-Infusionen. Die legte ich relativ knapp um meine germanischen und nordamerikanischen Ausschweifungen herum. Eigentlich wäre ich bei meiner Rückkehr knapp eine Woche zu spät dran gewesen, aber das hatte ich schon öfters so gemacht und nie größere Probleme damit gehabt. Läuft schon. Alles war perfekt einstudiert, und in der Manege, wenn das Licht angeht, tanzt der Zirkusbär auf zwei Beinen.

Vor der Abreise war ich besonders hastig. Sendungen für die Ausstrahlung im Mai mussten vorproduziert, Ferien und Tour organisiert werden. Gleichzeitig nahm ich meine reguläre Talksendung auf, und nebenher war ich Protagonist in einer TV-Produktion. Ich tanzte auf allen Hochzeiten – und war dann auch der Letzte der ging, wenn das Brautpaar schon in den Flitterwochen in Dubai am Hotelpool lag. »Schatz, ist das nicht wunderbar?« Nein, ich war gestresst, wie es wahrscheinlich alle kennen, bevor sie in die Ferien fahren. Aber mein Mantra war: »Ich gehe jetzt auf diese Tour, und dann wird alles gut.«

Im Nachhinein war das schon ziemlich doof. Offensichtlich. Aber im Moment selbst, wenn man so getrieben ist, sieht man das nicht – und will es auch nicht sehen. Ich freute mich ja auch auf die Tour und genauso auf die USA. Verschieben hätte ich nichts können. Das wäre unmöglich gewesen.

Rückblickend wird mir bewusst, dass in dieser Phase vor der Tour, wo die Colitis ulcerosa dann endgültig und mit absoluter Härte ausbrach, bei mir psychisch viel passiert war. Ich rollte meine Vergangenheit mit meinem Psychologen auf, was mich emotional gewaltig durchgeschüttelt hatte. Zudem entschied ich mich, keinen Alkohol mehr zu trinken. Ich hatte große Entwicklungssprünge durchgemacht.

NIE WIEDER ALKOHOL!

Die Entscheidung, das Bier endgültig zur Seite zu schieben, traf ich Ende Oktober 2014. Mein neu erklärtes Ziel: Ein ganzes Jahr ohne Alkohol! Wie geisteskrank ist das denn?! Denn Party zu machen und dabei auch das ein oder andere Bier zu vernichten, hatte mir immer unglaublich viel Spaß gemacht. Ein Stück Lebensinhalt. Mein Antrieb. Der beste Platz ist immer an der Theke! Unser größter Hit, wenn man bei einer Punkband überhaupt davon sprechen kann, hieß »Bier«. Das sagt schon einiges. Das wilde Leben im Rausch an der Bar. Da, wo Geschichten geschrieben werden, von denen man noch Jahre zehren kann. War das Leben per se sinnfrei, war die Bar der Mittelpunkt.

Nun wollte ich das alles beenden. Es musste jedoch gleich ein ganzes Jahr sein. Die klassische »Monatspause« hatte ich schon öfters durchgezogen, um dann im Monat darauf nur noch tiefer ins Glas zu fallen. Der Gedanke, ein ganzes Jahr damit aufzuhören, machte mir Angst. Ich hatte Angst, mich tatsächlich mit mir selbst beschäftigen zu müssen und zu entdecken, was in mir schlummert. So konnte ich mich nicht mehr von Rausch zu Rausch hangeln.

Eine weitere Schwierigkeit war, dass meine besten Freunde ebenfalls gern hin und wieder ein zwei Kurze und ein paar Lange vertragen. Klar, weil Betrinken Spaß macht. Aber bei mir war die Stufe »Spaß« überschritten. Wenn ich nach einer durchzechten Party zu Hause ins Bett fiel, stand ich manchmal nachts, oder besser in den frühen Morgenstunden wieder auf, ohne dass ich das selbst bemerkt hätte. Schlafwandeln. Das konnte mir eine Heidenangst einjagen! Episoden gäbe es genug, um dieses Buch auf den Index zu bringen. Peinlich.

»WIE BIST DENN DU DRAUF?«

Ich erinnere mich an eine durchzechte Partynacht, in der mich Damenbesuch gegen sieben Uhr in der Früh verließ. Besoffen aber glücklich schlief ich ein.

Puh, ganz schön frisch, war mein nächster Gedanke, als ich von Fahrradglocken und Zurufen geweckt wurde. Da stand ich, nur in Unterhose und Socken bekleidet, vor meinem Wohnblock. Orientierungslos. Was zur Hölle?! Wie um alles in der Welt war ich hier hingekommen? Beim Versuch, meinen Wohnkomplex wieder zu betreten, stellte ich erschrocken fest, dass ich natürlich keine Schlüssel auf Mann hatte. So stand ich völlig verstört vor der Eingangstür und musste beim Nachbarn klingeln. Ich pflegte keinen Kontakt zu meinen Wohnungsnachbarn. Ganz nach dem Motto, je weniger Kontakt, desto weniger Theater. Das machte diesen Moment umso peinlicher.

Als Sonntagmorgen um 9 Uhr mein Nachbar, der sein Leben weitaus mehr im Griff zu haben schien, die Tür öffnete, offenbarte ich ihm einen Blick auf ein halbnacktes, verkatertes Häufchen Elend. Nur in Boxershorts bekleidet und die Socken halb über die Füße gezogen war ich eine Lachnummer. Aber meinem Nachbarn war es alles andere als zum Lachen zumute: »Wie bist denn du drauf?«, grummelte er. Ich: »Ich komme nicht rein.« Ende der Konversation.

Schnell huschte ich an ihm vorbei und legte mich zurück ins Bett, um zu vergessen. Leider klappte das nicht wirklich. Als ich gegen 14 Uhr wieder zu mir kam, war da diese Scham. Einen Moment lang überlegte ich, ob ich mich bei meinem Nachbarn mit einer Flasche Wein und Pralinen für die morgendliche Aktion entschuldigen sollte, aber das schaffte ich nicht. Zu sehr schämte ich mich.

Ich ging über zu der Problemlösung, die sich in der westlichen Welt als sehr erfolgreich erweist: Verdrängung. So mied ich meine Nachbarn einfach noch mehr als zuvor.

Später erfuhr ich in der Waschküche von einer jugoslawischen Bewohnerin, sie wohnt im Stock über mir, dass ich im Haus den Spitznamen »Vampir« hatte. Weil meine Rollladen immer unten waren, und man aus meiner Wohnung nur ganz spätnachts oder frühmorgens Lärm hören könne. Mit diesem Übernamen konnte ich leben. War es doch mein oberstes Ziel, an dieser Gesellschaft vorbeizuleben. Nein, ich wollte in der Tat kein Teil von euch sein. Kein »Eintragen, um die Waschmaschine zu benutzen« für mich.

KONTROLLVERLUST

Das war nur eine Schlafwandlerepisode von vielen. Zu vielen. Irgendwann fing ich an, in die Wohnung zu pissen. Am liebsten auf den Balkon oder in irgendeine Ecke. Nach wilden Partynächten wachte ich meist splitterfasernackt irgendwo in meiner Wohnung auf. Ich konnte mich zwar noch klar erinnern, wie ich nach Hause gekommen war und mich ins Bett gelegt hatte, aber über den Rest hatte ich keine Kontrolle mehr. Mein Körper funktionierte autonom.

Es ist für mich genauso schwierig das nachzuvollziehen, wie für jemanden, der solche Dinge noch nie selbst erlebt hat. Ich möchte hier aber betonen, dass ich nie der »Koma-Saufen«-Typ war. Ich war meist in bester Partylaune und durchaus fähig, allein von der Party nach Hause zu kommen. Erst beim Schlafwandeln brach dann das endgültige Chaos aus. Klar, ich hätte da schon mit dem Trinken aufhören sollen, aber meine Strategie war eine andere: Ich kaufte mir eine Alarmanlage, die mich aus meinen nächtlichen Ausflügen reißen sollte. Die neu angeschaffte Alarmanschlage schrillte in einem grellen, hohen Ton – aber mein Unterbewusstsein, mein Schlafwandeln war stärker! Ich war tatsächlich fähig, bei meinen nächtlichen Spaziergängen die Alarmanlage zu deaktivieren, indem ich diese unbewusst ausgeschalten oder die Batterien herausgerissen hatte. Zu was ich alles während meines Nachtwandelns fähig war, konnte ich selbst kaum glauben. Peinlich war es mir. Extrem peinlich.

Mein nächster Plan war es, eine Alarmanlage zu kaufen, deren Batterien verschraubt sind und die nur mit Zahlencode gestoppt werden kann. Aber dazu kam es nie. Ich hatte zu diesem Thema ein gestörtes Verhältnis. Zwischen Verdrängen und mich selbst überzeugen, dass es jetzt bestimmt zum letzten Mal passiert sei.

Ich hatte mich getäuscht. Als ich wieder einmal einen feuchtfröhlichen Donnerstagabend an der Zürcher Langstraße verbracht hatte, öffnete ich abends nach einem verkaterten Arbeitstag meinen Kühlschrank. Ein Schwall kam mir entgegen. Nach genauerer Untersuchung wurde mir klar, dass das, was mir da entgegentrat, wohl mein eigener Urin sein müsse. Ich konnte mir das nicht erklären, wusste aber, dass ich jetzt aktiv werden musste.

Also meldete ich mich beim Universitätsspital im Schlaflaboratorium an. Dort bekam ich Benzodiazepine verschrieben, die mich vor nächtlichen Handlungen abhalten sollten. Fehlanzeige. Als ich das nächste Mal betrunken nach Hause kam, warf ich mir gleich zwei davon ein, obwohl der Beipackzettel vor Mischkonsum mit Alkohol warnt. Ich hoffte jedoch, mich so im Bett halten zu können. Es ging schief.

Diese Anfälle überkamen mich nicht jeden Abend, an dem ich Alkohol getrunken hatte. Es passierte im Schnitt alle zwei Wochen einmal. Es war egal, ob ich da zwei oder fünf Biere getrunken hatte – bis heute habe ich keinen Auslöser erkennen können. Ich wusste nur eines ganz genau: Ich musste aufhören zu trinken. Nicht dass ich mich in einer nächtlichen Episode mal vom Balkon stürzen würde. Davor hatte ich Angst.

Aber das mit dem Aufhören war gar nicht so leicht. Also eröffnete ich einen Youtube-Kanal mit dem Titel: »NoMoreHangovers«. Die Idee: Ich würde ein Jahr lang keinen Alkohol mehr trinken und das gesparte Geld einer sympathischen Organisation spenden. Im September war das zum Beispiel eine Katzenauffangstation. Also wurde aus September »Cattember«, und ich forderte meine Zuschauer auf, doch ebenfalls für mindestens einen Monat auf Alkohol zu verzichten und ihr gespartes Geld zu spenden.

Dieser Youtube-Kanal war für einige Zeit meine Motivation. Ich trinke bis heute keinen Alkohol mehr. Es ist rückblickend schwer zu sagen, ob ich mit dem Trinken aufgehört habe, weil ich unterbewusst bemerkt hatte, dass ich mit meiner chronischen Krankheit ein Risiko einging, oder ob es eine Entscheidung aus der Vernunft heraus gewesen war. Das spielt am Ende auch keine Rolle. Wichtig ist, dass ich mittlerweile ganz auf Alkohol verzichten kann.

DIE TOUR GEHT LOS

Endlich war der große Tag gekommen. Tag X, die Deutschland-Tour mit meiner Band sollte beginnen, und ich war nüchtern, aber voller Vorfreude auf die kommenden Tage.

Draußen vor meiner Wohnung stand der kleine, graue Bandbus bereit für unsere Abreise an den Ort des ersten Konzertes, nach Saarbrücken.

Die große Reisetasche gepackt, ging ich noch kurz auf die Toilette meiner gemütlichen Einzimmerwohnung mit Stadtblick. Aber es war kein normaler Toilettengang. Es war ein kräftiger, krampfartiger Schiss. Nach schmerzerfüllten Minuten blickte ich in die WC-Schüssel unter mir.

Panik stieg hoch, und meine Nackenhaare stimmten zur Standing Ovation ein. Sieht ein bisschen aus wie Street-Art von Jackson Pollock, der in einer roten Phase steckte. Scheiße, dachte ich, und kalter Schweiß ließ mein T-Shirt an meiner Haut kleben. Mit zittrigen Händen griff ich zum Handy und fotografierte dieses »Kunstwerk«.

Bei all der Tragik konnte ich mir ein Grinsen nicht verkneifen. Innerlich freute ich mich nämlich jetzt schon auf den Moment, wenn ich meinen Bandkollegen im Tourbus meine neuste Kreation präsentieren durfte! Das passte alles so gut zusammen: Ich, als Frontmann einer Deutschpunkband scheiße Blut zum Tourstart. Mehr Punkrock geht nicht. Ich wusste, dass meine Bandkollegen meinen Stolz über meinen abgefahrenen Scheißhaufen teilen würden. Hatte doch unser Bassist, »Massen Mord« allen eine SMS mit dem Titel: »Was ich heute so gemacht habe« geschickt, in der eine beachtlich satt gefüllte WC-Schüssel mit dunkler, creme-farbener Scheiße zu sehen war. In der Probe hatte er uns dann erzählt, dass das das Resultat einer T-Rex-Pizza von Dominos sei. Wie ein stolzer Papa musste er die frisch gepressten Würste natürlich festhalten. Heute kann ich seinen Stolz noch besser verstehen als damals. Von solchen »Prachtwürsten« ist man als Colitis-ulcerosa-Kranker weit entfernt.

Dennoch, in diesem Moment in meinem Klo, der Bandbus unten vor der Tür, zweifelte ich keine Sekunde daran, diese Reise anzutreten.

Heute weiß ich: Es war ein Fehler.

ABSAGEN? UNMÖGLICH!

Das Foto meiner Kreation zeigte ich dann stolz allen im Bus: »Schaut mal, das ist von mir. Blutig, das bin ich. Und jetzt gehen wir auf diese Tour, auf geht's!«

Es stand außer Frage, nicht auf die Tour zu gehen. Was wäre dann aus den zwei Wochen San Francisco geworden, wo wir den ganzen Highway No. 1 runterfahren wollten? Auch das abzusagen, war unmöglich. Diese Tour hatten wir ein halbes Jahr lang geplant.

Es gab Konzerte, unsere Freunde und Bekannte vor Ort freuten sich schon auf uns. Es schien mir unmöglich, vorher noch kurz zum Arzt zu rennen. Wird schon gehen.

Wenigstens ein bisschen Cortison packte ich ein. Für den absoluten Notfall. Was auch immer das bedeutete. Ich fühlte mich ja gut. Okay, vielleicht doch nicht so gut. Aber ich wollte einfach mit.

Konsequenzen fürchtete ich keine. Aber für den kommenden Schub waren es wirklich die allerschlechtesten Voraussetzungen. Als würde man in Flip-Flops das Matterhorn besteigen. Eine Tour ist laut, lauter, ohrenbetäubend. In mehreren Belangen. Wir spielten in heruntergekommenen Lokalen, übernachteten in Kellern auf dem Boden, an wirklich üblen Orten. Das ist für Gesunde schon eine Extremerfahrung, aber mit Colitis ulcerosa?

Bald schon belohnte mich mein Körper mit erstem Feedback. Dem versuchte ich mit Cortison entgegenzuwirken. Meine Challenge war es, das alles möglichst vor meinen Bandkollegen zu verstecken. Ziemlich erfolgreich. Ich jammerte auch nicht die ganze Zeit, schlich mich mehr auf die Toilette. Niemand sollte wissen, wie es mir wirklich ging. Ich wollte nicht alle herunterziehen, die Tour gefährden. Ich verhielt mich so, als sei alles relativ gut.

Vielleicht kennen das einige Leute. Sich verstecken, die eigenen Gefühle unterdrücken, aus Angst vor den Konsequenzen. Aus Angst, sich etwas einzugestehen. Das war ich natürlich sehr gewohnt. Gemünzt auf mein komplettes Leben, von meiner Kindheit bis heute, tat ich immer so, als sei alles gut. Darin bin ich Profi. »Krisen zeigt man gegen außen nicht.« Ein Familienmotto. In diesem Fall gab es bei mir eine innere Krise, und ich zeigte diese nicht nach außen.

Das ging wirklich so weit, dass ich bei einem Konzert in Hamburg im Gängeviertel ans Äußerste ging. Es kamen viele Freunde, die in Hamburg lebten oder mittlerweile zugezogen waren. Vor unserem Auftritt ging ich auf ein schreckliches Klo. Es muss nicht Keramik und Goldhahn sein. Bei Punkkonzerten, in besetzten Häusern, da sieht man als unbekannte Band Klos, auf denen man sich nicht vorstellen kann, in aller Zufriedenheit sein Geschäft zu verrichten. An diesem Abend in Hamburgs Vergnügungsmeile roch mein Geschäft nach Bauchkrämpfen und blutigem Stuhl. Leider sah es auch so aus. Da wünscht man sich schon etwas Komfort und etwas weniger Angst, den Boden zu berühren. Zumindest spiegelte das Setting schön meine Situation wider.

Nach dem regelrechten Abkrampfen dann ab auf die Bühne, das Konzert gerockt und es mit allen lustig gehabt. Ich versuchte mitzumachen. Offenbar bemerkte niemand, dass bei mir gröber etwas nicht stimmte. Wie gesagt, ich bin ein guter Schauspieler. Es passte zur Band. Meine eigenen Songtexte begleiteten mich ins echte Leben.

Krank – Blut an deiner Hand

Hinter all den Fenstern und hinter all den Türen
kannst du die Schreie hören, nein, du kannst sie sogar fühlen.
Hinter diesen Augen war schon immer diese Angst,
wälzt dich tiefer in die Laken, weil du heut' nicht schlafen kannst.

Und die Jacke hält dich warm,
trotzdem bist du so erschöpft.
Wo sind sie hin die ganzen Jahre?
Und bis oben zugeknöpft,
das ist dein Leben deine Wahl,
doch es fühlt sich anders an .

Da waren Träume und ein Ziel,
jetzt ist Blut an deiner Hand,
zu viel Druck und kein Ventil,
leider viel zu spät erkannt,
nein, es war nie Arroganz,
es war immer diese Angst.

Über all den Dächern fliegen tote Seelen.
Du kannst die Schreie hören, nein, du kannst sie sogar sehen.
Unter dieser Haut ist viel mehr als Fleisch und Blut,
denn tief in deinen Venen kocht noch immer diese Wut!

Dieses Leben ist ein Test, der dich heut' nicht schlafen lässt!

GESCHAFFT!

Das passte zu der Tour mit einer schweren Krankheit und war so absolut authentisch, weil ich das gerade körperlich wirklich durchmachte.

Wahnsinn. Die Tour kam langsam zu ihrem Ende, ich hatte alles überlebt. Es ging noch im Vergleich dazu, was ein paar Tage später auf mich wartete. Der eigentliche Schub.

Ich wusste, wir hatten Samstagabend noch unser allerletztes Konzert zu spielen, und gleich am Sonntagmorgen früh um sechs würden wir nach San Francisco fliegen. Nur ein paar Stunden dazwischen. Das war ein typisches Bild für mein Leben. Natürlich wurde es noch mehr auf die Spitze getrieben. Denn unser letztes Konzert, schön open air unter freiem Himmel, verzögerte sich. Wir durften erst später auftreten. Bis wir endlich an der Reihe waren, war es Mitternacht.

Bevor wir auf die improvisierte Bühne gingen, nahm ich noch einmal all meine Bandkollegen in einen Kreis: »Leute, wir sind dreieinhalb Stunden weg von meiner Wohnung. Ich muss spätestens um vier zuhause sein, um meine Koffer zu holen und es zum Flughafen zu schaffen. Wir müssen das schnellste Konzert ever spielen.« Dann spielten wir alle Lieder doppelt so schnell, ich schrie das Zeug herunter, ohne Pause zwischen den Tracks, wir blieben stumm und schmissen einfach die Texte und Musik irgendwie hin. Nach dem letzten Lied rissen wir dann alles herunter, das Zeug in den Bus verstaut und losgedüst.

Das Schöne war, dass einer der Bandmitglieder frisch verliebt war und auch unbedingt heim zu seiner großen Liebe wollte. Der hat mich bei dem Projekt unterstützt, dass wir unmöglich nur eine Sekunde länger bleiben konnten, obwohl der eine oder andere vielleicht noch einen schönen Flirt oder so gehabt hätte. Wir flüchteten wie von der Tarantel gestochen, damit ich es auf meinen Flug nach Frisco schaffte.

Der Bandbus bremste scharf vor meiner Wohnung. Ich rannte hoch. Meine Kollegen, die mit nach San Francisco kamen, schliefen bei mir auf der Couch. Später weckte ich alle, schnappte meine Koffer, und dann ging es weiter zum Flughafen.

Im Flugzeug dachte ich noch: »Yes, ich glaube, ich habe es jetzt geschafft. Ich habe die Tour geschafft, und ich sitze jetzt im Flugzeug nach San Francisco. Yes! Ich bin der König!«

Ein Trugschluss. The shit was about to begin.

KAPITEL 6

RIEN NE VA PLUS – NICHTS GEHT MEHR

San Francisco ist eigentlich gar nicht so warm, wie viele es sich womöglich vorstellen. Obwohl es in Kalifornien liegt. Der Pazifik kühlt wohl nicht nur die Wassertemperatur etwas herunter.

Wir hatten ein AirBnB mitten im touristischen Zentrum, angemietet im Hafenviertel Fisherman's Wharf. Dort sind die alte Konservenfabrik The Cannery oder Ghirardelli Square, eine ehemalige Schokoladenfabrik, lokalisiert. Chinatown ist ganz in der Nähe. Eine schöne Gegend mit vielen kleinen Restaurants, die bekannt sind für ihre Fisch- und Meeresfrüchte. Nicht gerade das, was man sich mit progressiven Magenbeschwerden wünscht.

Als wir nach dem langen Flug ankamen, ging es mir noch ganz okay. Auch in der Nacht hatte ich keine sonderlichen Beschwerden. Denn sonst hätte ich mir nicht am nächsten Morgen als erstes gleich vorgenommen, gegen den Jetlag joggen zu gehen.

Als alle noch schliefen, stand ich auf, zog meine Sportsachen an und verließ unser heimeliges Appartement. Ein erwachendes San Francisco, darauf freute ich mich – und wurde belohnt. Die morgendlich rote Sonne erhob sich verschlafen und träge über Alcatraz, der Gefängnisinsel, und ich lief in Richtung Golden-Gate-Bridge. Das war wirklich sehr eindrücklich, ja magisch. »Fuck, mir gehört die Welt.« Das fühlte ich so. Eben war ich noch auf einer Punktour, und nun war ich in fuckin' San Francisco, Kalifornien.

Es wurde warm, ich war glücklich. »Wow, das ist aber gut hier.«

Das war das letzte Mal, dass ich das auf dieser Reise dachte. Und für eine längere Zeit denken sollte …

ES IST BESSER, IN DER FIRST CLASS ZU KRAMPFEN ALS IN DER ECONOMY

Unmittelbar danach wurde das Kapitel »Colitis ulcerosa« weitergeschrieben. Stolperte ich vom leichten Versreim zur griechischen Tragödie. Mit erhöhtem Stuhldruck und blutigen Stuhlgängen.

Nun in neuer Gesellschaft behielt ich meine Sorgen weiter für mich. Dafür fing ich an, mehr Cortison zu nehmen. Mir dämmerte allmählich: »Verdammt, das geht jetzt richtig schief.« So gut es ging, versuchte ich es jedoch zu verdrängen.

Das ging vier Tage gut. Dann checkten natürlich alle, dass etwas nicht stimmte. Ich musste ständig auf die Toilette rennen, konnte nicht mehr alles mitmachen, musste viel Ruhepausen einlegen, rumliegen, in den Hotels bleiben – ich litt wie ein Tier. Ich verbrachte wirklich sehr, sehr viel Zeit auf den Toiletten. Wenigstens war die Wahrheit nun raus, aber helfen konnte mir keiner.

Mit dem Cortison kam ich nicht sehr weit. Vor allem war mein Vorrat viel zu knapp. Ich schrieb meinem Arzt, und er beruhigte mich, dass nach meiner Rückkehr eine Infliximab-Infusion auf mich warten würde. Aber im Moment konnte man nichts machen, ich musste auf den Rückflug warten.

Es wurde immer schlimmer und schlimmer. Während die anderen ihre Ausflüge machten, lag ich am schattigen Pool. Oder einfach irgendwo, wo es ein WC in der Nähe gab. Die USA war für mich nicht das Land der unbegrenzten Möglichkeiten, sondern bloß das der unbegrenzten Toilettengänge.

»Jetzt ist das wohl so«, wurde mir die Tragweite meiner Situation bewusst. Die dunklen Wolken am Himmel über Kalifornien waren nicht mehr zu leugnen. Nach dieser niederschlagenden Erkenntnis meldete sich irgendwann die Psyche. Bauch, Dickdarm und Psyche hängen bei mir scheinbar eng zusammen, wie unlängst auch ein Bestseller veranschaulichte.

Begriff man die Situation, verbessert sich der Zustand nicht, dann beginnen sich vielmehr die ersten Fragen einzunisten. Wie geht es weiter? Wird die Infusion wirklich helfen? Was, wenn ich jetzt hier in den USA einen Darmdurchbruch erleide? Wie konnte es nur so weit kommen?

Man beginnt, alles zu hinterfragen, zu durchdenken. Was will man auch tun in diesem Kreislauf aus Toilette, Ruhepause, Toilette? Mir ging es elend. Zuerst rein körperlich, nun auch psychisch. Hölle.

Erst in diesen Momenten wurde mir bewusst: »Das ist also Colitis ulcerosa.« Bei der Diagnose hatte es sich noch angefühlt wie eine etwas kompliziertere Magen-Darm-Grippe. Die Frage, ob so ein Leben nun lebenswert sei, schien mir ab nun berechtigt.

Meine Hoffnung hieß Infliximab. Ich dachte, besser gesagt hoffte, dass mit Infliximab alles wieder gut werden würde. Wie es vorher war. Davon war ich überzeugt.

»Gleich bin ich wieder zu Hause, dann bekomme ich Infliximab, und dann bin ich wieder gesund.«

Die Hoffnung stirbt bekanntlich zuletzt.

»WAR ES SCHÖN IN KALIFORNIEN?«

Endlich stand der Rückflug an. Milde ausgedrückt, war es eine einzige Katastrophe. Eine Tortur, ein Martyrium. Zumindest die Teile, an die ich mich erinnere. Ich bin von Toilette zu Toilette gestürzt, war nicht mehr ansprechbar. Schon die Fahrt in unserem Van zum Flughafen war ein Abenteuer, das wir uns alle am liebsten erspart hätten.

Ich saß auf der Rückbank und schrie alle zehn Minuten nach einem Highway-Exit, um eine Toilette aufzusuchen. Ich hätte nicht gedacht, dass die Toilette im Gängeviertel in Hamburg vergleichsweise akzeptabel war, im Vergleich zu den Autobahntoiletten in den USA. Eine Toilette zum Beispiel bot ein Kontrastprogramm zum schönen Strand, an dem sie gelegen war. Da konnte ich vom Scheißhaus aufs Meer blicken. All die vielen Leute sehen. Wie sie Strandball spielten und sich vergnügten. So viele Menschen. Alle gesund. Warum ich nicht? Ohnmacht und Verzweiflung hämmerten an meine Tür. »Besetzt!«, schrie ich zurück!

Durch lustige Umstände hatten wir tatsächlich einen Erste-Klasse-Flug gebucht. Nur aufgrund dieser Tatsache konnte ich den Rückflug überhaupt überstehen. Das wäre in der normalen Klasse schlicht unmöglich gewesen. Wirklich nicht. In der First-class-Lounge konnte ich vor dem Flug etwas bequemer rumliegen, so ging es einigermaßen. Es war ein luxuriöses Weinen. Es ist besser im Taxi zu weinen als im Bus, sagt man. Oder in meinem Fall: Es ist besser, in der first class Colitis ulcerosa zu haben als in der economy. Definitiv.

Als wir endlich in Zürich landeten, war meine Leidensgrenze bereits überschritten. Finito. Tschüss. Ciao.

Um zur Kofferausgabe zu gelangen, mussten wir vom Gate mit der Bahn fahren. Ich saß da drin, leidend, es ruckelte stark, und ich dachte noch: »Ich scheiße mir jetzt hier vor allen in die Hosen. Es geht einfach nicht mehr.« Ich hatte Bauchkrämpfe, bin da gekauert und wiederholte in meinem Kopf beinahe laut aussprechend: »Scheiße, wie soll ich das überleben?« Eine Grenzerfahrung.

Die Leute starrten mich an, wer kann es ihnen verübeln? Und ich saß einfach auf dem Boden und war fertig mit der Welt.

An der Passkontrolle begrüßte die Flughafenangestellte mich strahlend: »Schön, sind Sie wieder zurück. War es schön in Kalifornien?« Sie deutete auf mein Jäckchen mit der Aufschrift »California«.

Ich schaute sie einfach nur an und drückte die Worte irgendwie aus mir heraus: »Bitte lassen Sie mich in Ruhe, ich habe unglaubliche Schmerzen.«

Empört musterte sie mich von oben bis unten, »man dürfe doch wohl noch fragen.« Ja, wie die lieben Mitmenschen mit einem Kranken umgehen, das musste ich in allen Formen und Farben erst noch lernen.

Dann ging ich aufs Klo. Eine Stunde saß ich etwa da. Zeit ist auch so ein Maß, das sich plötzlich zu verändern beginnt. Aus Minuten werden Stunden. 91 Stunden soll laut Studien ein Mann durchschnittlich jährlich auf der Toilette verbringen beziehungsweise im Badezimmer. Angesichts dieser Zahlen begann ich, mich für die Weltmeisterschaften zu qualifizieren.

Dann wollte ich mein Gepäck abholen. Ich erinnere mich nur noch stückweise. »Ich kann nicht mehr«, waren meine Worte, und ich setzte mich auf ein stillstehendes Förderband.

Irgendjemand brachte mir ein Wasser …

Das war das Ende meines großen Sommers und der eigentliche Anfang meiner Colitis ulcerosa, die ich vorher nur flüchtig kannte. Eine Beziehung, die bis heute andauert und mich nie mehr ganz loslassen wird.

KAPITEL 7

GESUNDE HABEN TAUSEND WÜNSCHE, DER KRANKE NUR EINEN EINZIGEN!

Wie eine tote Fliege lag ich auf meinem Sofa. Ich stellte mir den Wecker, damit ich mir morgens gleich in der Früh endlich meine rettende Infusion in der Arztpraxis abholen konnte. Ich war am Ende. Meine Symptome waren kaum auszuhalten. Das Gefühl war mir vertraut, und ich war überzeugt, dass ich mithilfe von Infliximab spätestens in drei Tagen wieder auf den Beinen wäre.

Als ich die Praxis betrat, Ernüchterung. Mein behandelnder Arzt war in den Ferien. Seine Stellvertretung machte sich ein Bild von mir, um dann zu beschließen, dass er in meinem Zustand keine Immunsuppressiva spritzen könne. Ich hätte mir auf meiner Reise auch einen Virus einfangen können. Die Therapie war ihm schlicht zu heikel.

»Ich will unbedingt Infliximab«, blickte ich ihn bettelnd an, gleichermaßen hoffnungs- wie vorwurfsvoll.

Das ginge leider nicht. Er könne es mir so nicht geben. Ich solle mich sofort als Notfall beim Universitätsspital melden. Er würde mich telefonisch schon einmal voranmelden.

LETZTE AUSFAHRT: KOLEKTOMIE

Niemand geht gern ins Krankenhaus. All die Pfleger, Krankenschwestern und Ärzte behaupten wohl auch eher selten, ihren Arbeitsort zu mögen. Zu viel Schmerz, zu viel Leid sammelt sich dort. Gerade in einem überdimensionalen Ort wie dem Zürcher Universitätsspital. Trotzdem ist es ein heiliger Ort, wo die Engel in Weiß einem helfen, Hoffnung säen, ermutigen.

Auf der Notfallstation angekommen war mir eines sofort klar: Meine Zeit in der first class war vorbei. Endlich an der Reihe, wurde ich erneut auf andere mögliche Erkrankungen durchgecheckt. Die stationäre Aufnahme folgte. Als dabei keine Hinweise oder etwas Auffälliges gefunden wurde, erhielt ich doch noch meine ersehnte Dosis Infliximab. Aber es hat nichts mehr genutzt. Es ist einfach durch mich hindurchgelaufen. Mein Körper war scheinbar nicht mehr fähig, das Medikament aufzunehmen, es richtig zu verarbeiten.

An die dreißigmal verbrachte ich täglich auf der Krankenhaustoilette. Es blutete und schmerzte. Ich litt, nichts und niemand schien mir zu helfen. Das Krankenhaus wurde vorerst zu meinem neuen Zuhause.

Bei einer weiteren Darmspiegelung erhielt ich eine neue, gravierendere Diagnose: Pancolitis! Die Entzündung der Colitis ulcerosa habe sich von den unteren Darmabschnitten nach oben hin ausgedehnt. Der ganze Dickdarmtrakt sei schwer entzündet. Die Beschwerden bei einer Pancolitis sind weitaus ausgeprägter, was ich leider bestätigen konnte.

Die eigentliche Hiobsbotschaft wurde gleich nachgeliefert: Wenn man diese neue Situation nicht in den Griff bekäme, müsse mein Dickdarm entfernt werden. Eine Kolektomie.

Schock.

Mein Dickdarm entfernt? Wieso? Wieso er? Wieso ich? Ich wollte meinen Dickdarm natürlich sehr gern behalten. Wir hatten noch viel zusammen vor.

»Herr Rehmann, sie würden dann einen J-Pouch bekommen, einen künstlichen Darmausgang und ...« Ich unterbrach die freundliche medizinische Meinung bestimmt. Das kam für mich nicht infrage – und ist auch heute die allerletzte Option. Die letzte Ausfahrt.

Es war allerdings nicht das letzte Mal, dass dieses Damoklesschwert gefährlich nah über mir schwebte. Sicher, für viele andere Betroffene kann das eine Lösung sein, aber für mich schließe ich diese bislang aus. Ich hatte bereits darüber gelesen, und in achtzig Prozent der Fälle geht die Operation gut. Aber es ist eine schwere, meist dreistufige Operation, und es dauert lange, bis man sich davon erholt. Der erst außen sichtbare sogenannte Stoma, wird später nach innen verlegt. So kann man dann auf die Toilette. Irgendwie hatte ich überhaupt kein gutes Gefühl dabei, obwohl mir damit Linderung versprochen wurde.

Doch ich wollte nicht wahrhaben, dass ich nun meinen Dickdarm loswerden müsste. Das Ding ist immerhin über fünf Meter lang. Ich war überzeugt: »Das letzte Mal ging es ja auch« und glaubte an meine Genesung. Eine Dickdarmentfernung hat für mich so etwas Endgültiges, und ich wollte mir die Chance zur Heilung offen halten.

KAPITEL 8

WENN DIE SCHWERKRAFT GREIFT

Im Normalfall verlässt ein Patient das Krankenhaus und ist gesund oder zumindest auf dem Weg der Rehabilitation. In meinem Fall allerdings schwebte ich in der Ungewissheit. »Das ist also mein neues verschissenes Leben«, dachte ich, als ich zu Hause ankam.

Es war ein komplett anderes Gefühl als vor zweieinhalb Jahren nach der Diagnose. Es war ein anderes Gefühl im Bauch. Die Steine waren nicht mehr zu leugnen. Mein Leben sollte sich nun komplett auf den Kopf stellen. Mein Berufsleben. Mein Sozialleben. Mein Liebesleben. Alles. Wie sollte ich mich vor ein Mikrofon setzen? Wo sollte ich schon hingehen, wenn ich mir jeden Moment in die Hosen machen konnte?

Tausend Fragen, die mir unbeantwortbar erschienen. Erst die Zeit ließ mich Wege finden, mit der Krankheit umzugehen. Es war völlig unklar, ob ich überhaupt wieder jemals eine Radiosendung moderieren könnte. Ich musste tatsächlich meine Sendung einstellen, meine von mir heiß geliebte Talk-Sendung »Rehmann«, für die ich so lange gekämpft hatte und die mir alles bedeutete. Ich konnte in der nächsten Staffel von »Virus Voyage« nicht mehr mitmachen. In zwei Staffeln hatte ich bereits mitgespielt, nun in der dritten fiel ich aus. Ich konnte das Tagesprogramm nicht mehr moderieren, ich konnte unmöglich vier Stunden live hinter einem DJ-Pult stehen.

WIE GEHT ES NUN WEITER?

Konnte ich überhaupt jemals wieder Radio machen? Das war mein Leben gewesen, meine Erfüllung. Vor diesen existenziellen Fragen konnte ich mich nicht weiter verstecken. Wie soll es mit mir und meinem Leben weitergehen?

Getrieben von der Hoffnung, wieder Tritt zu finden, wurden meine Symptome nach anfänglicher Besserung wieder stärker. Nächtliche Schweißausbrüche, vermehrte blutige Stuhlgänge, ich war niedergeschlagen und meldete mich nach der Cortison-Infusion wieder bei meinem zuständigen Arzt. Ich war scheinbar eine echte Knacknuss. Also stellte er mich seinem Vorgesetzten vor.

Damit traf ich auf einen Mediziner, der bis heute an meiner Seite ist, oder besser gesagt vor meiner Toilettentür wacht: Prof. Dr. Gerhard Rogler. Ein bedeutender Gastroenterologe, der auf seinem Gebiet der chronisch-entzündlichen Darmerkrankungen als regelrechte Koryphäe gilt. First-class-Personal.

»Wir schaffen das«, waren mit seine ersten Worte. »Wir besiegen diese Krankheit, wir haben die nötigen Medikamente. Dann wird alles wieder gut.«

Es half enorm, einen medizinischen Gefährten zu haben, der schon unzählige Erfahrungen auf diesem Gebiet gemacht hatte und für den diese Krankheit nicht absolutes Neuland war wie für mich. Aber Colitis ulcerosa bleibt weiter eine black box, die bislang nicht eindeutig entschlüsselt werden kann. Deshalb sollte bald schon ein weiterer Gefährte auf den Plan treten, ein Gegenspieler der Schulmedizin zwar, aber auch ein Helfer.

Zu diesem Zeitpunkt glaubte ich jedoch an Prof. Dr. Roglers Optimismus. Man entschied, mich wieder im Krankenhaus einzuquartieren, und tatsächlich hatte man mich dort nach rund zwei Wochen wieder einigermaßen auf einen Stand gebracht, mit dem ich entlassen werden konnte. Ich war auf 80 Milligramm Cortison täglich und hatte schon einen aufgedunsenen Kopf. Durch die Infusion von Vedolizumab, einem neuen Mittel, hoffte man, die Colitis endlich in den Griff zu bekommen.

Ich konnte wieder nach Hause.

ROBIN, DER SERIENJUNKIE

Mein eigentliches Leben beiseite, bedeutete mein Alltag zuallererst einmal Aufbau. Ich musste Medikamente schlucken, sehr starke. Ciclosporin, das erhalten Patienten beispielsweise bei einer Lebertransplantation. Es ist ebenfalls ein Immunsuppressivum, das dafür sorgt, dass die Organe nicht abgestoßen werden, in meinem Fall der Dickdarm. Den wollte ich ja behalten. Das Medikament schlug mir extrem auf die Stimmung, auf den Körper, auf alles. Wie ich ausgesehen habe –, so habe ich mich auch gefühlt. Ich fraß viele Medikamente, und es sah nicht danach aus, als ob es jemals besser werden würde.

Hinzukam, dass ich die ganze Zeit zu Hause war. Ein Zustand, der mir bis dahin unbekannt war. Zwischen Sofa, Toilette und Bett. Ich traute mich nicht mehr raus, hatte keine Energie dazu. Im Krankenhaus hatten mich noch viele Leute besucht, aber auch das war mir irgendwann zu viel geworden. Ich bat um Ruhe.

Ich lag einfach auf meinem Sofa und schaute eine Serie nach der anderen. Ich fühlte mich machtlos und ausgeliefert. Nach dieser zweiten Entlassung in ein scheinbar fades, freudloses, nur schmerzvolles Leben kam jedoch aus meinem tiefsten Inneren eine Idee, ohne die es womöglich dieses Buch nicht geben würde.

Mir war klar, ich müsste ab nun Medikamente abholen, Termine wahrnehmen und würde erneut in Krisen fallen. Da dachte ich, ich filme einfach mal so einen Tag mit Colitis ulcerosa. Weil bis dato hatte ich mein Leben ja auch öfters gefilmt. Ein Jahr lang hatte ich einmal einen Vlog geführt, bei dem ich mich überall selbst filmte und dabei kommentierte.

Als ich eines unschönen Tages dann genügend Energie hatte, begann ich, diese Krankheit zu dokumentieren und festzuhalten, wie es ist, damit zu leben.

KAPITEL 9

PARANOID, KRAMPFEND – ICH SCHAFFE DAS

»Guten Morgen, ihr Affen.«

So begrüßte ich immer meine Ironie-geprüften Zuschauer zu meinem Vlog auf Youtube, auf meinem Kanal »radikalabnormal«. Nun ab Anfang September 2015, gerade ein zweites Mal das Zürcher Unispital mit allem anderen als wehenden Fahnen verlassen, zeichnete ich mein neues Leben in der digitalen Welt weiter:

»Colitis ulcerosa – hört sich an wie eine schöne Blume. Ist es leider nicht. Es ist eine schwere unheilbare Darmkrankheit. Die man zwar mit Medikamenten in den Griff bekommen kann, aber bei mir floriert es gerade extrem.«

So fuhr ich fort, regelmäßig in kurzen Videos über meine Krankheit und meine mal lockere, mal tränenreiche Auseinandersetzung mit ihr zu berichten und diese online zu stellen. Ich filmte bei mir zu Hause, zeigte meinen Tablettenvorrat, wie ich kochte, wie ich mich fit hielt. Ich filmte unterwegs, im Krankenhaus, bei meiner Darmspiegelung. Das machte ich früh in Zusammenarbeit mit dem SMCCV, dem Schweizer Verein, der Menschen mit Colitis ulcerosa oder Morbus Crohn unterstützt. Schonungslos nah und intim.

MEIN VIDEOBLOG ALS EIGENTHERAPIE

Schon bald meldeten sich erste Zuschauer mit positivem Feedback. Gesunde und Ungesunde, Kranke und Unkranke, Colitis-Genossen und Leidensgenossen. Alle waren unglaublich froh, dass ich so offen über diese eher unbekannte Krankheit und auch über solch ein Tabuthema sprach. Sie teilten mir ihre Sorgen mit und hatten auch handfeste Fragen. Ich schien einen Nerv getroffen zu haben. Aber in erster Linie war es Eigentherapie. Um zu reflektieren, was denn genau hier mit mir passiert.

Ich war überrascht, wie viele Menschen es waren, die mit den Umständen einer chronischen Krankheit zu kämpfen hatten. Schnell war mir klar, dass es mir beim besten Willen kaum möglich wäre, auf alle einzugehen. Neben diversen Tipps, von esoterischen Ansätzen bis zu Medikamentempfehlungen wurde ich auch immer wieder für meinen Mut zur Offenheit gelobt.

Es war jedoch relativ einfach für mich, auf diese Art und Weise über meine Krankheit zu reden. So quasi: »Ich liege jetzt im Spital, blute aus meinem Hintern und habe die Colitis ulcerosa.« Das konnte ich jedem verständlich machen, das war bildhaft. Aber was tatsächlich hinter dieser Krankheit steckt, die viel größere Belastung, die bleibt für den Betrachter unsichtbar.

Das bestätigten auch viele der Menschen, die mir schrieben. Aus eigener Erfahrung. Aber trotzdem konnten sie es nicht offen zeigen, sie konnten nicht einfach darüber in der Öffentlichkeit reden, so, wie ich das tat.

Dennoch war ich während meinen ganzen Video-Blogs zum Thema verunsichert. Weil ich, wie gesagt, nicht alles bis ins intimste Detail teilte, sondern sehr genau auswählte. Was ist zumutbar? Was gibt zu viel preis, über mich, über mein Umfeld, über meine Vergangenheit? Was muss ich einfach loswerden, teilen, in die Welt hinauswerfen? Diese Fragen stellte ich mir immer wieder.

Es sollte schonungslos und nah sein, aber dennoch sollte nicht der Kern, die Botschaft, aus den Augen verloren werden.

WELCHE BOTSCHAFT?

Es ist die Geschichte eines chronisch Kranken. Eines jungen Mannes, dessen wildes Leben sich auf einmal, plötzlich, überschlägt und auf dem Kopf landet. Der langsam nachzudenken beginnt. Wirklich nachzudenken. Der Steine im Bauch hat. Der darüber reden will. Der anderen helfen will. Der Mut machen will. Aber der auch sagt, es ist okay, mal schwach zu sein, Schwäche zu zeigen. Es geht ums Verdrängen, Bedrängtwerden und darum, selbstsicher entscheiden zu können.

Ich musste in diesen Tagen oft an diese Broschüre denken, die mir der Arzt bei meiner Diagnose mitgegeben hatte. Wann ist ein Leben lebenswert? Bloß mein vorheriges Leben, das von Spontaneität und Unvernunft geprägt gewesen war? Oder eher diese neue Form, die langsam zu blühen begann, und mir wahrhaftiger und ehrlicher erschien. Womöglich ist diese existenzielle Frage der Untertitel meiner Auseinandersetzung, der rote Faden, an dem andere Menschen dann hängenblieben. Allein das Filmen eines Betroffenen, der mit vielen peinlichen Situationen und Scham konfrontiert ist, wirft Licht in die dunklen Ecken der Gesellschaft. Das motivierte mich weiterzumachen.

Motivation konnte ich auch gut gebrauchen, denn mein Krankheitsverlauf verschlimmbesserte sich allenfalls. Es sah nicht gut aus. Hatte ich eigentlich im Oktober 2015 wieder anfangen wollen zu arbeiten, schien das nun unmöglich. Mein Darm erholte sich nicht, die Medikamente schlugen nicht an.

50-50 seien die Chancen, dass Vedolizumab doch noch anschlage. Ich hatte gerade die zweite Infusion hinter mir, und nun müsste man abwarten. Das könne 8 bis 14 Wochen dauern, bis sich etwas zeigen würde.

Noch immer meine dunkle Wohnung kaum verlassend, ließ mich diese Nachricht zurück in meine Kissen sinken. Diese Neuigkeiten machten mich nervös. Und deprimiert. Wieder diese Machtlosigkeit. Ich hoffte so sehr, dass irgendein Medi doch endlich wirken möge. Dass ich wieder als Radiomoderator arbeiten könnte. Dass ich wieder Fernsehen und Radio für Virus machen könnte. Ganz zu schweigen von all den Konzerten, die ich mit meiner Band »Krank« absagen musste. Darunter ein Konzert mit »Knochenfabrik«, meiner absoluten Lieblingsband, in Olten an einem kleinen Deutsch-Punk-Festival.

All das ging nun nicht mehr.

MUT ZUR SCHWÄCHE

Das war ein Scheiß. Das schiss mich richtig an. Aber ich wusste, das waren nur oberflächliche Sachen. Es gab da Dinge, die lagen bei mir viel tiefer. Die wollte ich angehen. Vielleicht würde mir das so ein Schnipp-Schnapp-Darm-ab ersparen. Oder vielleicht auch nicht.

Die Videos, die ich nun regelmäßig zu drehen begann, verliehen mir jedoch einen positiven Push. Eine Wohltat, über meine Belastungen reden zu können, besonders über die psychischen Aspekte. Dinge einfach auszusprechen.

Daraufhin schrieben mir weiter viele Zuschauer offen über ihre Erlebnisse und Gedanken. Besonders Frauen. Dabei hatte ich bislang das Gefühl, dass Männer noch viel mehr den Druck verspüren müssten, jemand zu sein und keine Schwäche zu zeigen. Vielleicht erhielt ich auch deswegen deutlich weniger Zuschriften von Männern. Als Mann stehst du noch etwas mehr unter dem Druck, eine gewisse Stärke ausstrahlen zu müssen. Ein Gefühl, das ich genau kannte. Obwohl ein ganz tragisches Lied spielte, tanzte man einen Gangnam-Style darüber –, bis es einen umhaute. Herzinfarkt, ausgebrannt, Schiss in der Buxe.

Wie ich so diese persönlichen Nachrichten und Geständnisse durchlas, erinnerte ich mich an zwei Personen aus meinem »früheren« Leben. Die beiden hatte ich professionell getroffen, aber sie berührten mich dann vor allem menschlich. Denn mir wurde klar, es gibt doch Männer, die wirklich über ihre Gefühle und Emotionen reden können. Diese Erfahrung schien mir überhaupt nicht selbstverständlich, und deshalb würde ich die beiden Herren an dieser Stelle gern lobend erwähnen. Mögen sie als scheinendes Vorbild glänzen.

Einerseits war das Gimma, ein Schweizer Rapper. Seine Geständnisse, auf die ich hier nicht weiter eingehen möchte, hatten mich damals wirklich bewegt. Sie können heute noch online nachempfunden werden. Chapeau. Das war wirklich heavy metal, wie er sich offenbart hatte. Ich applaudiere ihm dafür. Gimma, wirklich stark!

Ein anderer war Tobi Gmür. Ebenfalls ein Musiker, seines Zeichens Gitarrist und Sänger. Die ersten zehn Minuten unseres Interviews anlässlich meiner Sendereihe »Rehmann« auf SRF Virus verliefen eigentlich ganz normal, und dann plötzlich machte der Mann sein Herz auf –, und das öffnete mir dann sofort das Herz.

Das waren sicher Menschen, die mich dazu bewogen, mich mehr zu öffnen, und über diese Krankheit zu reden. Vielleicht kann ich ja auch jemanden inspirieren, diesen Schritt zu wagen?

DU BIST NICHT ALLEIN

An all die, die Angst haben, sich zu öffnen: Bis jetzt ist bei mir noch nichts Negatives daraus entstanden, und all meine Ängste haben sich *nicht* erfüllt. Im Gegenteil. Geteiltes Leid ist vermutlich doch halbes Leid.

Natürlich wollen wir nicht die ganze Menschheit mit unseren traumatischen Problemen überfordern. Euer normalsterbliches Gegenüber kann nur schwer im konkreten

Fall helfen. Deshalb gibt es die professionellen Stellen. Weil manchmal ein Experte besser ist als die beste Freundin. Manchmal auch nicht. Aber darüber reden hilft in jedem Fall.

Deshalb hatte ich natürlich nicht nur aus purer Nächstenliebe begonnen, die Leute zu mir ins Krankenzimmer zu holen, sondern auch aus purer Verzweiflung. Ich hatte angefangen zu filmen, um selbst mit der Krankheit klarzukommen. Ich wollte die Erfahrungen, mit denen ich völlig überfordert war, irgendwie festhalten, sie so verarbeiten.

Schon seit meiner Kindheit versuche ich, Dinge so zu verarbeiten. Ich habe in Geschichten Zuflucht gesucht, in der Fantasie. Mit 16 dann in meinen eigenen Hörspielen. Später durch Fernseh- und Radiosendungen. So befreite ich mich.

Kam das mal laut oder schrill daher, hatte es doch grundsätzlich eine tiefere Bedeutung. Ich hatte nie den zwanghaften Ehrgeiz, mich in Szene zu setzen, überall meine Fresse reinzuhalten, sondern es machte mir einfach Spaß und gab mir Befriedigung. Anerkennung spielte sicher eine Rolle, wie man an meinem gehetzten Lebenswandel retrospektiv erkennt, aber ich liebe das, was ich mache.

Um überhaupt noch ein Gefühl zu haben, dass ich bin, filmte ich. Weil ich mich sehr stark über meine Arbeit definiere. So konnte ich kreativ weiterarbeiten, Ideen haben. Denn ich glaubte weiterhin daran, dass es weiterginge mit meinem Schaffen, wenigstens mit diesem Teil meines früheren Lebens.

ICH KANN NICHT VERBERGEN, DASS ICH DURCH DIE HÖLLE GEGANGEN BIN

Mein Vlog bekam nun aber eine weitaus tiefere Bedeutung. Ich konnte so eine Spur weit soziale Kontakte aufrechterhalten. Ich hatte Angst, weil ich kein Radio mehr machen, nicht mehr arbeiten konnte, zu vereinsamen. Es war schwierig mit mir in dieser Zeit, im Krankenhaus, zu Hause. Ich wollte gar nicht so viele Leute sehen. Weil es anstrengend war und ich nicht immer die nötige Energie und Kraft hatte. Die Videos waren so eine Form zu zeigen, dass ich noch lebte.

Dafür sollte die digitale, sonst oft verpönte Welt einmal gelobt werden. Es kann eine ideale Ergänzung für Leute sein, die nicht mehr rauskönnen, die sich freuen, wenn sie den Pöstler kurz zum Schwatz hereinbitten können. Reinprügeln können sie ihn nicht. Vereinsamung, ein wichtiges Thema.

Ich versuchte, meinen Zuschauern mit neuen Videos zu antworten und meine Dankbarkeit auszudrücken. Mit mir wurde viel Verletzlichkeit geteilt. Das Problem an dieser Verletzlichkeit ist, dass dahinter ganz viel Scham steckt. Die Scham, die drückt man weg, weil sie peinlich ist, und je mehr man sie wegschiebt, umso größer wird sie.

Aus den Nachrichten, die ich erhalten hatte, war ein klares Credo zu erkennen: Der Ursprung ihrer chronischen Krankheit hätte einen psychischen Hintergrund. Aber dass es noch viel schwieriger sei, über diesen zu sprechen, über den Hintergrund, als über die Krankheit selbst, weil das mache sie noch viel verletzlicher und wäre für sie noch viel schlimmer als der physische Schmerz.

Zu einem späteren Zeitpunkt würde ich sehr gern auf diesen psychischen Aspekt eingehen. Denn während meiner intensiven Beschäftigung mit der Krankheit und mir selbst, während ich in den Videos nachzudenken begann, wurde der Einfluss der Psyche auf die chronische Krankheit mehr und mehr zum Thema.

KAPITEL 10

»DU SIEHST JA GAR NICHT KRANK AUS!«

Die Tage vergingen, aber ich war weiter völlig überfordert mit meiner Diagnose. Blieb zuhause. Wenn es dunkel wurde und die Lichter der Hochhäuser gegenüber langsam abdunkelten, wälzte ich mich tiefer in meine Bettlaken, den Kopf voller Fragen. Nachts wachte ich mit Schmerzen auf. Dann schlief ich wieder ein. Wachte auf. Schlief ein. Die Grenzen zwischen Tag und Nacht verschwammen. Es spielte auch keine Rolle. Es gab nur den Schmerz.

Ich war mitten in einem Schub, hatte unzählige blutige Stuhlgänge. Jeden Tag. Jede Nacht. Wenn der Morgen kam, wurde es am schlimmsten. Aber das Wesen dieser Krankheit beeinflusst nicht nur den Körper, sondern schlägt genauso erbarmungslos auf die Psyche. Spult alles an die Oberfläche, während die blutigen Exkremente im Abfluss verschwinden. Es ist ziemlich anstrengend, das zu erleben und durchzumachen. Aber ich wollte mich und ich musste mich damit auseinandersetzen. Nur gab es Widerstände, die mir dies nicht unbedingt erleichterten.

DIE UNSICHTBARE KRANKHEIT

Deshalb würde ich an dieser Stelle einmal erzählen wollen, mit was für Sätzen ich immer wieder konfrontiert worden bin, seitdem ich die Krankheit habe. Also, was ich mir immer wieder anhören lassen musste von anderen Leuten – und was mich schon wirklich fast zu nerven begann. Mea culpa. Das lag einerseits an meinem dünneren Nervenkostüm, aber genauso an gewissen Aussagen. Äußerungen, die dem geschuldet sind, dass sich Krankheiten weitestgehend von den Allgemeinplätzen der Gesellschaft heraushalten. Oder herausgehalten werden. Dabei wollten diese Leute ja mir gegenüber sympathisch und empathisch sein und mir eigentlich helfen, oder mich trösten, aufbauen. Aber manche Sachen, die ich mir anhören musste, brachten mich nicht wirklich weiter. Viele chronisch Kranke müssen sich solche Sprüche anhören, wie ich erfuhr. Wahrscheinlich hat jeder so sein rotes Tuch.

Das erste, was ich regelmäßig hören musste, fast alle zwei Tage oder fast jeden Tag, wenn ich mal hinausging: »Du siehst ja gar nicht krank aus.«

Ja, das stimmte, und da war ich eigentlich auch froh darüber.

Dass ich zwar schwer krank sein konnte, aber nicht krank aussah, das war kein Wunder. Es liegt ganz einfach daran, dass ich an einer Darmentzündung leide. Und die ist im Darm lokalisiert. Das sah man mir nicht unbedingt an. Im Englischen spricht man auch von einer »unsichtbaren Erkrankung«. Beurteile ein Buch nicht nach seinem Cover.

Vielleicht waren ein paar Pickel von den Nebenwirkungen der Pillen zu bemerken, oder mein aufgedunsenes Gesicht, aber ansonsten sah man zum Glück nichts. Einem Taubstummen sieht man seine Behinderung auch nicht unbedingt auf den ersten Blick an. Ein Tumor beispielsweise wuchert meistens unter der Oberfläche. Der HIV-Virus ist nur unter dem Mikroskop sichtbar. Das macht es ja so perfide. Aber die Vorurteile sind noch perfider. Womit wir gleich zum nächsten Punkt kommen.

»WENIGSTENS IST ES KEIN KREBS.«

Krankheiten sollten nicht miteinander verglichen werden. Ich weiß nicht, wie es ist, Krebs zu haben. Aber durch Colitis ulcerosa gibt es ein erhöhtes Risiko, es noch dazuzubekommen. Noch einmal: Vergleiche keine Krankheiten! Nur die Betroffenen wissen, wie es ist, mit so etwas aufzustehen und durch den Tag zu kommen. Also war es zwar nett gemeint, dass ich nicht krank aussähe, das war ja auch schön, aber irgendwie fühlte sich diese Bemerkung komisch an. Es hatte auch so ein bisschen den Touch, dass es mir ja gar nicht schlecht gehen könnte, wenn ich doch so gut aussah.

Dieser Spruch belastete mich. Als würde ich um Mitleid betteln. Mich in Szene setzen wollen.

»Du, ich weiß genau, was du durchmachst. Ich kann das richtig nachempfinden.« Das war so ein weiterer Spruch. Und dann hörte man eine Geschichte von Verdauungsproblemen. »Ich hab ja auch oft Bauchschmerzen, gell.«

Das war bestimmt sehr lieb gemeint, aber wenn man nicht wirklich Morbus Crohn oder Colitis ulcerosa hat, ist es schwierig, die Ausmaße der Krankheit nachzuempfinden. Blutiger Stuhlgang und Bauchkrämpfe spielen in einer anderen Liga. Durch den häufigen Stuhlgang verliert der Betroffene viel Blut, wichtige Nährstoffe und an Gewicht. Ganz zu schweigen von den jeweiligen Nebenwirkungen der Medikamente. Also, ich hörte natürlich gern den Geschichten von anderen zu, wie andere auch mir zuhörten. Das ist ein wichtiger Austausch. Trotzdem wurde es immer so richtig schräg, wenn jemand zu mir sagte: »Weißt du, du musst das und das essen und da so und so machen und das und jenes.«

Mir wurden dann regelrecht Vorwürfe gemacht: »Du isst einfach das Falsche, du musst dieses und jenes nehmen.«

Dann musste ich immer ganz klar festhalten: »Ich bin im Unispital Zürich beim Herrn Prof. Dr. Rogler, das ist eine regelrechte Koryphäe, wenn es um Colitis ulcerosa und Morbus Crohn geht. Der Mann beschäftigt sich eigentlich mit nichts anderem als mit entzündlichen Darmkrankheiten. Der reist auf der ganzen Welt herum, geht auf Seminare und versucht, wirklich eine Lösung zu finden, und ich bekomme sehr starke Medikamente. Und ich bin dort wirklich in professionellen, guten Händen.«

Es war dann immer schwierig für mich, wenn mich irgendwelche selbsternannte Darmspezialisten von ihrer Theorie überzeugen wollten: »Nein, ich brauche deine gutgemeinten Ratschläge nicht!«

Diät und Naturheilmittel reichen nicht aus. Unheilbar. Wenn tatsächlich jemand eine Heilung kennen würde, wäre dieser ein reicher Mann und hätte eine goldene Toilettenschüssel mit Mandelmilch als Spülwasser und seidenem, antientzündlichem Toilettenpapier. Teilweise artete es in schräge Diskussionen aus. Ganz ehrlich, das belastete mich. Ich befand mich wieder und wieder in solchen Diskussionen.

»DARFST DU DAS ÜBERHAUPT ESSEN?«

Das war auch so ein Spruch. Ich hatte eine auf Colitis ulcerosa spezialisierte Ernährungsberaterin am Unispital Zürich und stand ständig mit ihr in Kontakt. Ich wusste genau, was ich essen durfte und was nicht. Dachte ich. Da ich in einem aktiven Schub war, befasste ich mich zwangsweise so intensiv wie nie zuvor mit der Krankheit und mit meinem Gesundheitsbild.

»KANNST DU NICHT NOCH SCHNELL WARTEN?«

Ein anderes Ding war, wenn ich dringend aufs WC musste. Das kam plötzlich, beinahe explosionsartig, und dann musste ich selbstverständlich schnell abhauen. Da gibt es nicht ein »Kannst du nicht noch schnell warten?« Mir kann das auch bei einem Event passieren, wo es nicht recht hinpasst. Aber ich muss unverzüglich losrasen und aufs Klo. Ich kann es nicht zurückhalten.

Manchmal verdrehte jemand die Augen. »Wieso rennt jetzt der hinaus? Kann er das nicht zugeben?«

Nein. Und das war und ist wirklich eine schwere Belastung, wenn so eine einfache Körperfunktion nicht mehr richtig klappt. Das ist nicht nur belastend, sondern es ist extrem peinlich.

Andere, Kritiker, Trolls und Hater werfen einem vor, Aufmerksamkeit bekommen zu wollen. Normalerweise gibt es Gründe dafür, wenn sich jemand zurückzieht.

Es ist unangenehm. Es ist schwierig. Und da gibt es halt Momente, wo man einfach gehen muss. Es gab auch Momente, in denen ich ganz verschwinden musste, nach Hause. »Kannst du nicht noch ein bisschen auf dieser Party bleiben?« Nein. Ich kann nicht mehr bleiben, ich muss gehen, es geht nicht mehr. Sonst scheiße ich mir in die Hosen.

Oder ich verabredete mich zum Abendessen oder zu einer anderen Verabredung. In der Hoffnung, dass es klappt. Klappte ja auch meistens gut. Aber dann merkte ich plötzlich kurz davor, dass es doch nicht ging. Dann musste ich zu Hause bleiben. Und das war kein Diss an die Person, die mich eingeladen hatte, aber doch schwierig, das richtig zu kommunizieren.

»UIH, DU ARMER!«

Extremes Mitleid war natürlich ebenfalls nur schwer zu ertragen. »Uih, ah, du Armer«, und immer über die Krankheit reden, und »Ah, wie geht es und was machst du?« Und nein, es ist nicht ansteckend! Ich denke, dass ein Betroffener seine Hände sogar noch besser wäscht als der Gesunde »Es ging doch nichts daneben«-Toilettengänger. Also bitte, meide mich nicht. Eigentlich bist du die größere Bedrohung für mich, weil mein Immunsystem unterdrückt ist.

»DAS IST DOCH ALLES NUR KOPFSACHE, EINE FRAGE DEINES WILLENS.«

Das behaupten die ganz großen Experten, selbst Erkrankte darunter. Falsch, denke ich. Manchmal sind wir eben doch nur Tiere und unserem Körper, unserem Unterbewusstsein und der Natur unterworfen. So könnte der Druck auf diejenigen, die nicht beschwerdefrei sind, steigen. »Haha, du bist einfach zu schwach, um dieser popeligen Beschwerde Herr zu werden.« Falsch. Die Krankheit ist bei jedem individuell und was dem einen hilft, muss bei dem anderen nicht unbedingt funktionieren.

Puh. Herzrasen. Auch wenn nun bei dir das Gefühl aufkommt, dass man als Angehöriger eines chronisch Kranken rein gar nichts richtig machen kann, muss ich dir widersprechen! Wieder falsch! Hahaha, dieses Kapitel entwickelt sich zur reinsten Schimpftirade.

NORMALITÄT UND VERSTÄNDNIS – DAS SIND DIE KEYWÖRTER

Kommen wir zu angenehmeren Dingen. Vor allem entgegenkommend für mich ist jemand, der einfach »normal« ist, bedeutet: sich nicht speziell Mühe geben im Umgang mit mir und »Verständnis zeigen wollen«. Mit mir lachen können und dass man mich versteht, wenn ich Ruhe brauche, und versteht, wenn ich kurzfristig absagen muss. Wenn meine Hose auf einmal nass wird, und es stinkt. Einfach empathisch sein. Kein Drama machen. Das ist es. Verstehen, wenn es halt nicht geht.

Das bekam ich von meinen besten Freunden zu spüren. Ich glaube, wenn man einer Person nahesteht, braucht man dazu keine Anleitung. Ein empathischer Mensch macht das automatisch. Trotzdem bin ich stolz auf meine Freunde, wie cool sie mit der Situation umgehen.

Natürlich muss ich mich hier an die eigene Nase fassen, und die ist bekanntlich ziemlich groß. Bevor ich selber das Label »chronisch krank« auf meine Stirn geklebt bekommen habe, habe ich mir nie Gedanken zum Thema Krankheit geschweige denn den Umgang mit chronisch kranken Menschen gemacht. Missverständnisse passieren. Das gehört dazu. Deshalb mache ich auch niemandem einen Vorwurf. Wie könnte ich auch. Die Absicht war ja jeweils gut. Aber wenn das hier hilft, die ein oder andere unangenehme Situation für einen Betroffenen zu verhindern, hat sich mein Wutgeheul gelohnt.

DER RÜCKFALL

Es war nicht mehr zu ignorieren. Diese Vorahnung, die immer lauter wurde. Dass bald etwas Schlimmes passieren würde, das sich trotz all meiner Bemühungen nicht mehr verhindern lässt. Schleichend aber stetig kam der nächste Rückfall.

Ich erinnere mich noch genau an diese eine Nacht. Schlafen im Liegen war unmöglich. Ständig rannte ich aufs Klo, um blutigen Schleim abzulassen. Ich wälzte mich. Schwitzte. Setzte mich aufs Sofa und wusste, dass meine Reise noch lange kein Ende gefunden hatte, sondern ein neuer Berganstieg anstand. Und ein Gipfel war weit und breit nicht zu sehen.

Also musste ich wohl oder übel meinem Arzt schreiben. Für mich erneut eine schwere Tatsache, mir dies so endgültig einzugestehen: Mein Zustand hatte sich nicht verbessert.

Sehr geehrter Herr Rogler,

ich hatte diese Nacht mit sehr starken Beschwerden zu kämpfen. Seit zirka 23 Uhr habe ich im stündlichen Takt sehr starke Bauchkrämpfe mit schwallartigem Blutverlust. Meine Cortison-Gabe ist um 9 Uhr. Ich nehme an, dass es schon um 10 Uhr deutlich besser werden wird.
Jedoch fürchte ich mich ein bisschen vor der nächsten Nacht. Empfehlen Sie mir, abends noch einmal Cortison oral einzunehmen? Wie viele mg?
Zudem macht mir das Wochenende Sorgen. Kann ich mir das Cortison intravenös im Notfall abholen, oder soll ich es mit den Tabletten versuchen zu kontrollieren? Trotz der starken Beschwerden, wäre ich immer noch froh, eine weitere Hospitalisierung vermeiden zu können.

Freundliche Grüße,
Robin Rehmann

Sehr geehrter Herr Rehmann,

unter den geschilderten Umständen muss ich Ihnen leider dringend zur nochmaligen Hospitalisation raten. Ich bin heute nicht da, aber Dr. Biedermann kann sich um Sie kümmern.

Freundliche Grüße,
Dr. Gerhard Rogler

Dann behielten sie mich wieder da.

Sie untersuchten mich abermals und sahen, dass der Dickdarm wieder schwer entzündet war. Das gehe so nicht weiter, hörte ich jemanden sagen.

Eine Welt brach für mich zusammen. Alles schien nutzlos gewesen zu sein.

KAPITEL 11

KÄMPFEN UND VERLIEREN

Aller guten Dinge sind drei. Aller schlechten Dinge auch.

Ich musste ehrlich sein. Die letzten Tage im Krankenhaus nach meiner erneuten Stationierung waren schwierig. Immer wieder aufzustehen, von gefühlt null anzufangen. Ich hätte schon den coolen Stationspiraten spielen können und so tun, als wäre alles easy und geil und so. Motivationsspritzen: »Du musst positiv bleiben mit dieser Krankheit. Du schaffst das.«

Aber es war mir kaum mehr möglich, eine positive Einstellung aufrechtzuerhalten. Weil der Bauch brannte. Bauch und Psyche schienen mir verknüpft. Wenn ich zur Toilette ging, dann verkrampfte ich und hatte das Gefühl, es gehe nicht mehr.

Ich war fertig. Am Ende. Klappe zu, Affe tot.

SINNFINDUNG

Während dieser Zeit musste ich ein Stuhlprotokoll ausfüllen. Ein Stuhlprotokoll hält fest, wann ich wo aufs WC musste. Ein Strich entspricht dabei einem Stuhlgang. Ich hatte zwei Kugelschreiber zur Verfügung. Einen roten für die blutigen Durchfälle und einen schwarzen, falls es einmal flüssiger Stuhl ohne Blut sein sollte.

Den schwarzen brauchte ich nie.

Wo ich einmal ein Jackson-Pollock-Bild gedünnpfifft hatte, so kam ich mir nun vor wie ein Sträfling, der die Tage abstreicht. Ein Sträfling, dem man lebenslänglich aufgebrummt hat. Die Striche wurden langsam zum abstrakten Gemälde. Expressiv, rot glühend, wenn man sich überlegt, dass hinter so einem kleinen, dürren Strichelchen qualvolle Menschenminuten stehen. Ich sollte dieses Blatt bei der Art Basel ausstellen lassen. Ja, dieser Künstler hat für sein Werk richtig gelitten. Hängen Sie sich dieses Bild bitte als Mahnmal über Ihren Kamin. Danke. Es hagelte sehr, sehr viele Striche. Unterbrochen von Verkrampft-im-Krankenlager-Liegen. Und weitere Striche zeichnen.

Wenn ich dann so auf dem WC saß und es über mich hereinbrach, begann ich, mir Gedanken zum Leben zu machen. Grundsätzliche Gedanken, existenzielle.

Manche Zeitgenossen erzählen von ähnlichen Erfahrungen, wenn sie beispielsweise den Jakobsweg gehen. Nach Tagen und Wochen des Schwitzens und Krampfens auf dem steinigen Weg nach Santiago de Compostela finden sie seit Jahrhunderten auf einmal zu Gott, mindestens zu sich selbst. Ich ging nun meinen Jakobsweg. Oder besser gesagt: Ich saß ihn.

Ich hockte also im hellgrau-melierten Krankenhausklo und überlegte, derweil die anderen auf ihrer Selbstfindung unter der mediterranen Sonne in den spanischen Hügeln brutzelten. Ich überlegte, wie das alles hatte passieren können. In welcher Form ich mein Leben nun weiter gestalten wollte, dass ich eben nie mehr in eine solche Situation käme. Und wie sähe meine Zukunft überhaupt aus?

Antworten zu finden gestaltete sich auf vielen Ebenen schwierig. Zu komplex schien mir diese black box namens Colitis ulcerosa. Das, was ich mir hier aufgebaut hatte, schien schlichtweg falsch zu sein. Ich hatte vieles einfach falsch gemacht. Womöglich komme ich einfach nicht klar mit dieser Lebensform, und sehr wahrscheinlich müsste ich etwas Neues für mich finden.

Ist nun tatsächlich der Moment gekommen, um spirituell zu werden? Leider roch es auf meiner Toilette nicht nach Räucherstäbchen, trotzdem hatte ich das Gefühl, bereit zu sein, mich neu inspirieren, führen zu lassen. In diesem Zustand wäre ich ein gefundenes Opfer für jede Extremistengruppe. Ich war auf der Suche.

Mitten in diesem Prozess, in diesem (Achtung Wortspiel!) »Gedankenfluss«, wusste ich, dass ich mich mit dieser Krankheit befassen musste. Ich wollte nichts mehr verdrängen oder überspielen, sondern wollte die volle Konfrontation.

Diese Konfrontation trug ich öffentlich aus. In meinen Youtube-Videos. Für mich und anscheinend genauso für meine Zuseherschaft. Täglich bekam ich eine Mail von einem Betroffen, der mir seine Situation beschrieb. Dieser Austausch war mir wichtig. Manchmal war es regelrecht schön, sich in dieser Überforderung gegenseitig beizustehen. Sich ein bisschen Hoffnung zu schenken.

»MIT EINEM J-POUCH KÖNNEN SIE GUT LEBEN!«

Aufgeben wollte ich nicht, obwohl ich in dieser schweren Zeit erneut mit meinem Damoklesschwert Bekanntschaft machte. Es schon meine Haare ansengte. Wir wurden regelrecht zusammen in einen engen Raum geschickt, wo eine Reaktion zu erwarten war.

Eines schönen Morgens, die Sonne schien noch verschlafen durch die gelblichen Krankenzimmervorhänge, bekam ich eine klare Ansage: »Zu Ihren Erfolgschancen ohne OP: Sie haben bereits mehrfach von uns gehört, dass wir Ihre Colitis als äußerst aggressiv einschätzen und durch die Ereignisse der letzten Monate vermehrt in die Richtung tendieren, dass wahrscheinlich früher oder später bei Ihnen eine Kolektomie notwendig werden wird. Die sogenannte Indikationsstellung – also die Entscheidung ›jetzt unters Messer‹ – ist kein leichter Prozess, bei dem Sie als Patient sicher eine wichtige Rolle innehaben. Maßgeblich kommt es darauf an, wie hoch Ihr Leidensdruck ist beziehungsweise wie hoch Ihr Wunsch ist, es auch bei eher geringen Chancen weiter medikamentös zu versuchen. Mein Vorschlag wäre nun tatsächlich, dass wir den Verlauf nach antibiotischer Behandlung (beziehungsweise eventuell sogar Behandlungen, falls wir das zweite noch dazugeben) abwarten. Im Zweifel kann man sicher die Endoskopie nochmals wiederholen, da es für Sie und uns eine wichtige Information wäre, ob, wenn auch nach Behandlung, die Aktivität noch ähnlich schlimm aussehen würde.«

Das klang nach Galgenfrist. Bevor ich überhaupt reagieren konnte, aus dem Fenster in den Sonnenaufgang flüchten oder einen komatösen Patienten als »Ersatz« für mich herbeikarren, stand der Chirurg schon an meinem Bett. Er wetzte noch keine Skalpelle, aber er erklärte mir die Prozedur unausweichlich genau.

Die Idee, dass mir ein Vierteljahr lang ein künstlicher Darm heraushängt, und der dann da hineingebaut wird und Zeug und Sachen, und man mir ein Stück herausschneiden würde, das waren alles Perspektiven, die ich nicht hören wollte. Den meisten Patienten ginge es viel besser nach dem Eingriff. Das Leben sei dann sehr lebenswert.

Schon wieder die Qualitätsfrage! Aber ich fand es einfach nicht richtig. Ich fand es nicht richtig, dass man mir den Dickdarm entfernen wollte. Ich hatte noch so viel vor mit ihm. Mir wurde er ja erst damals richtig bewusst – wieso sollten wir wieder auseinandergerissen werden? Ich lasse mir kein Körperteil amputieren! Das war für mich einfach kein Heilungsansatz. Bei einer Entzündung am Finger, den ganzen Finger einfach abschneiden. Problem gelöst! Mir war dieser Ansatz zu radikal. Ich glaubte fest daran, dass es eine andere Variante gäbe, um mich wieder auf Vordermann zu kriegen. Um in Remission zu kommen. Beschwerdefreiheit. Das gelobte Land. Dieser Glaube daran fiel nicht einfach so vom Himmel, sondern es wurde bereits bewiesen. Etliche Patienten wurden spontan, durch das richtige Verhalten, wieder entzündungsfrei. Auf einmal konnten sie wieder ein normales, ein lebenswertes Leben führen. Ohne Beschwerden. Wieso sollte ausgerechnet mir das verwehrt bleiben? Meine Überzeugung schwand nicht.

Der Chirurg erklärte weiter, wie die Operation aussehen würde, wenn sie mir einen Pouch verpassten. Der Pouch soll die Arbeit meines Dickdarms übernehmen, wenn später in einer weiteren komplizierten Operation mein Darmausgang wieder nach innen verlegt wird. Hat dann halt etwas Endgültiges. Aber wenn alles nach Plan verlaufen würde, könne ich ein normales Leben mit sechs bis acht Stuhlgängen pro Tag leben.

Sechs bis acht Stuhlgänge pro Tag? Für immer? Und was, wenn es eben nicht nach Plan läuft? Bei 20 Prozent würde es das tatsächlich nicht. Die würden dann zum Beispiel eine Pouchitis entwickeln. Da würde sich der Pouch entzünden und so weitere Beschwerden machen. Aber wie gesagt, 80 Prozent wären mit dem Eingriff zufrieden.

80 Prozent? Die Lotterie wollte ich nicht eingehen! Was, wenn ich zu den zweien von zehn gehöre, wo dieser schwere Eingriff nicht wie vorgesehen verläuft? Dann ist mir auch die Wettquote egal, und meine Hoffnung auf eine medikamentöse Lösung wäre ebenfalls dahin. Pusteblume! Darum schüttelte ich den Kopf. Das war für mich der letzte Ausweg. Aber ich hatte das Gefühl, ich käme diesem Ausweg unweigerlich immer näher.

ES MUSS EINEN ANDEREN WEG GEBEN

Ich musste diese neue Ausgangslage erst einmal sacken lassen. Das bedeutete in meinem Fall, dass ich meinen Laptop anwarf und mich in J-Pouch-Foren einloggte. Ich wollte dringend wissen, ob Betroffene ihre Entscheidung zur OP bereuen oder ob sie eher ein Segen war. Klar, in solchen Onlineforen tummeln sich vor allem Menschen, die Komplikationen haben. Patienten, bei denen diese OP erfolgreich gelingt, die ziehen von dannen und leben ihr lebenswertes Leben und haben keinen Grund, sich in irgendwelchen schmuddeligen Onlineforen herumzutreiben. Trotzdem hatte sich diese Recherche meinerseits gelohnt. Das Credo war klar: »Ich würde diese OP nur als allerletzte Instanz in Betracht ziehen. Es darf keinen Zweifel bestehen, dass es vielleicht noch einen anderen Heilungsweg gegeben hätte. Du musst dir ganz sicher sein.«

Das war ich mir noch nicht.

Ich habe tatsächlich auch Leute im echten Leben getroffen, die so einen J-Pouch hatten. Da konnte ich niemanden finden, der seine Entscheidung bereut hatte. Wie auch? Für eine weitere Option war es nun zu spät, da ist Bereuen definitiv die falsche Bewältigungsstrategie.

Trotzdem ist es beruhigend zu wissen, dass es auch für mich diese eine letzte Option noch gibt und mir ein medikamentenfreies Leben offenstehen würde. Dieser Gedanke gefiel mir. Der Gedanke aber, meinen Dickdarm zu amputieren überhaupt nicht.

Ich setzte Hoffnung in die Medizin. In fünf Jahren kann viel passieren. In dieser Zeit, kann ein Medikament entwickelt werden, das mich in die Beschwerdefreiheit hievt. So hypothetisch war das gar nicht. Und fünf Jahre leiden sind auf ein hundertjähriges Leben (ja, so alt will ich werden) gar nicht viel. Da bin ich doch bereit auszuharren. Es muss nicht immer gleich sofort eine Lösung her.

Dennoch wurde mir in regelmäßigen Abständen empfohlen, diese Kolektomie vorzunehmen. Es wäre in meinem momentanen Zustand empfehlenswert. Abzuwarten und den Eingriff möglicherweise in einer Not-OP durchzuführen, wäre zu risikobehaftet, und meine 80-Prozent-Chance würde schrumpfen.

Auch wenn mir dieser Eingriff wiederholt nahegelegt wurde, fühlte ich mich nie bedrängt. Im Gegenteil. Prof. Dr. Rogler unterstützte mich in meinen Entscheidungen. Ich fühlte mich verstanden, denn er war bereit, mit mir gemeinsam diesen Weg zu gehen. Er meinte, wenn wir das schaffen, dann können wir gemeinsam ein Glas Champagner trinken. Diesen Moment habe ich visualisiert. Auf diesen freue ich mich. Auch wenn ich mittlerweile weiß, dass ich mit Tee anstoßen werde. Nichts soll meine mögliche Remission gefährden. Schon gar nicht Sprudelwasser mit Alkohol.

NICHT AUFGEBEN!

Manchmal las ich, dass es eine Frage des Willens sei, ob man die Krankheit besiegt oder sich von ihr besiegen ließ. Das glaubte ich nicht. Mein Geist war willig, der Körper schwach. Es war keine reine Frage des Willens, aber Motivation und Einstellung spielten für mich eine wichtige Rolle.

Seltsamerweise entwickelte sich aus dieser Notsituation ein sonderbares Gefühl. Die Situation hatte etwas Faszinierendes. Das war schräg, aber tatsächlich so. Wenn eine Katastrophe passiert, ein Erdbeben oder irgendwas, und alles in sich zusammenfällt, dann ist man natürlich anfangs geschockt. Aber genau auf diesen Trümmern kann etwas Neues wachsen. Dieses Bild, dass man festgefahrene Strukturen einreißen muss, um eine neue, bessere Lebensform anzustreben, ließ mein Punkerherz natürlich höher schlagen.

Über mir war ein Hochhaus eingestürzt. Zehn Stockwerke plus Entwässerungssystem mit allerlei Fäkalien. Ich musste mein Leben neu gestalten, ganz plötzlich. Diese Herausforderung wollte ich annehmen. Ich wusste aus Erfahrungen, dass es nichts bringen würde, diese neuen Tatsachen einfach zu überspielen, wegzuschieben oder mich dem nicht zu stellen.

Im Gegenteil, ich musste mich dem hingeben mit Haut und Haar – und noch mit Dickdarm. Es tat gut zu wissen, dass wir in einer Zeit leben, in der niemand in solchen Situationen allein gelassen wird. Jeder bekommt die Unterstützung, die er braucht. Zumindest bei uns. Zumindest in meinem persönlichen Fall.

Aber alle Unterstützung der Welt hilft nichts, wenn man nicht selber motiviert ist. Man muss sich selber motivieren, sich aus der Scheiße im wahrsten Sinne des Wortes herausziehen und irgendwie noch das Beste daraus machen. Tschakka!

ICH UND MEIN HOMETRAINER

Das Beste war für mich zu diesem Zeitpunkt im Krankenhaus zu versuchen, auf dem Hometrainer zu sitzen und eine Runde Fahrrad zu fahren. Obwohl es mich ehrlich regelrecht angurkte, und obwohl ich nicht die Kraft dazu hatte, so wusste ich doch, dass das Intervalltraining auf dem Hometrainer mir danach guttun würde. Dieser Gedanke, mein Antrieb.

Also rappelte ich mich auf, zog mir wenigstens die Sportkleidung an und ging den Gang mit seinen kargen Bildern entlang zum einsamen Hometrainer. Ich blickte auf das Grün hinter Zürich und radelte. Radelte. Pausierte. Radelte weiter. Sport ist immer anstrengend, aber danach fühlt man sich meistens gut, besser auf jeden Fall.

Intervalltraining bedeutet, immer eine Minute lang so viel Gas zu geben wie nur möglich, und dann dreißig Sekunden die Schläuche hängen zu lassen. Dann wieder eine Minute ... ach, ihr wisst schon. Ächzen und Keuchen. Aber es lohnte sich.

Das machte ich nun dreißig Minuten lang, um abschließend noch fünfzehn Minuten locker auszufahren. Und fertig hatte ich mein 45-Minuten-Training. Mein tägliches Sportprogramm war beendet. Ich musste wieder aufs Klo.

Sie hatten mich leider zuerst in ein Doppelzimmer verfrachtet. Keine first class, dennoch angenehm. Unangenehm aber eher für meinen Zimmergenossen. Denn wenn das Klo dauernd besetzt ist und ein Kammerkonzert fortissimo heraustönt, wird das schnell ein wenig anstrengend. So wurde aus meinem Doppelzimmer schnell ein Einzelzimmer und das als Allgemeinversicherter. Habe ich mir quasi selbst erfurzt!

So lag ich da und spürte meinen Körper. Meine Zehen, die Schienbeine hoch, meinen Bauch, vor allem meinen Bauch, dieses leere, grummelnde Etwas, dann die Schultern, mein brummender Schädel. Manchmal war der Schmerz so groß, dass ich mich diesem am liebsten ergeben hätte. In Phasen, in denen der Schmerz dominierte. Aber auch diese Phasen der Schwäche gehörten dazu. Als wichtig empfinde ich es aber genauso, sich danach wieder nach vorn zu orientieren. Sich zu sagen: »Nein, ich stehe wieder auf und versuche es jetzt noch mal und ergebe mich nicht meinem Schicksal!«

Bevor man sich selber herauszieht, vor diesem Punkt, hat man das Gefühl, diese Krankheit unmöglich überwinden zu können. Wenn man dann aber erkennt, dass man vielleicht doch etwas daran ändern kann, auch wenn es nur im ganz Kleinen ist, das ist Teil der Heilung. Das motiviert, etwas Größeres anzupacken. Es sind die kleinen Erfolge, an denen ich mich motiviere.

YES, I CAN

Das klingt so amerikanisch. »Yes, we can«. Ich kann alles schaffen, wenn ich es nur will. Da ist aber definitiv etwas dran. Es gibt Phasen, in denen ich das einfach brauche. In denen mich eben aufs Rad setze und mir sage: »Du besiegst das.«

Auf der anderen Seite steht jedoch die Akzeptanz, dass es jetzt halt nicht mehr so ist, wie es einmal war. Dass es nicht mehr so geht, wie es einmal ging. Ich wollte ja kämpfen. Manchmal aber scheißt es einfach nur noch an. Dann möchte ich gar nicht mehr der Motivator sein, der anspornt und behauptet, ich könne auch eine chronische Krankheit besiegen. Nein, konnte ich wahrscheinlich eben nicht. Musste ich ja auch nicht.

Ich saß wieder auf der Toilette und gerade kam es extrem flüssig hinten raus. Meine Energie war ohne Cortison am Boden. Mein Ziel sollte sein, die Freude im Jetzt zu finden. Aber wenn das Jetzt einfach beschissen ist, ist das relativ schwierig.

Aber es würden wieder bessere Tage kommen, das wusste ich. Die Frage war halt nur wann.

KAPITEL 12

BESESSEN VOM ALLTÄGLICHEN STRESS

Es schien in diesem trüben Herbst 2015, als käme ich gar nicht mehr raus aus dem Spital. Die Zeit war anstrengend und mühsam. Ich war so abhängig. Die ganze Zeit über. Wenn ich irgendetwas machen wollte, musste ich immer eine Pflegerin holen. Wegen dieser blöden Infusionsstange. Ich durfte mich nicht selbst abstöpseln und umziehen. Sich mit Mitte dreißig nicht selbstständig an- und ausziehen zu können und sich hin und wieder einzuscheißen war grundsätzlich komisch. Da man diese Attribute eher von 1 bis 3 Jahren oder von 95 bis 100 Jahren zugesprochen bekommt. Zudem piepte mein Infusionsbaum ständig vor sich hin. Irgendwas war immer. Luftbläschen, Durchlaufstörung, Medikament alle, you name it.

Peeep, peeep, peeep! Und auch hier durfte ich nicht selbst Hand anlegen. Frust.

Natürlich machten sie einen First-class-Job, und ich war froh, gerade in diesem Krankenhaus zu sein. Trotzdem war es mein längster Aufenthalt, faktisch und gefühlt, und nie hatte ich mich so intensiv mit der Krankheit beschäftigt. Ich bin eins mit ihr geworden, sie bestimmte mein Leben. Auch weil ich fleißig filmte und alles festzuhalten versuchte.

WER BIN ICH?

Nun, da sich mein Leben auf rund zehn Quadratmetern Krankenzimmer abspielte und ich wie früher in meinen Gedanken Zuflucht fand, begann ich, mich zu hinterfragen. Ehrlich mit mir zu werden.

Ich hatte bis dahin sehr viele schöne Sachen machen dürfen. In den Medien, als Moderator, einfach in meinem Beruf. Coole Dinge, die ich selbstständig auf die Beine stellen konnte. Es hat mir immer großen Spaß gemacht.

Aber ich musste nun zugeben, die meiste Zeit davon war ich gestresst gewesen. Ich hatte scheinbar nach Anerkennung gelechzt. Oder was hatte ich genau gesucht? Ich war von Projekt zu Auftritt getrieben gewesen, immer in der Überzeugung, dass hinter dem nächsten Gig das Glück liegen würde. Diese Aussicht war aussichtslos. Das wahre Glück ist nur im jetzigen Moment zu finden. Das hat uns Eckhart Tolle schon gepredigt und sollte auf jedem Glückskeks stehen. Es zu verstehen. Darum ging es.

Als ich mich zurückerinnerte, war mein Ist-Moment meistens mit Stress verbunden. Ich war nervös. Ich hatte unter dem Arsch, unter der Arschbacke, ja, worauf ich sitze, immer geschwitzt. Immer geschwitzt. Ich hatte nie wirklich Zeit für irgendwas, geschweige denn für mich. Essen vor dem PC, von einem Event zum nächsten, Leistung bringen, Erwartungen erfüllen, die nicht immer meine eigenen waren.

Ich hatte immer das Gefühl, zu müssen. Etwas zu sein, das ich wahrscheinlich gar nicht war. Eine Show – oft, um mir selbst zu beweisen, wie toll und cool ich doch eigentlich bin.

Obwohl sich mein Körper, meine Seele und mein Geist und ich sich eigentlich etwas anderes gewünscht hätten. Einfach im Moment zu sein, im Jetzt sein zu können. Akzeptanz. Etwas, was man von einem Mönch in einem tibetanischen Kloster erwarten durfte. Aber nicht von mir. Ich war dafür ein Profi darin, für meinen eigenen Körper toxischen Stress zu produzieren, darin hatte ich seit Kindesbeinen Übung.

EINSICHT

Immerhin wusste ich jetzt, was ich *nicht* mehr wollte. Hatte ich ein neues Plateau erreicht? Denn hätte man mir noch vor ein paar Monaten diese Botschaft erklärt, ich hätte sie nicht verstanden. Als hätte es nichts mit mir zu tun. Diese Erkenntnis war keine Neuerfindung des Rades.

Noch vor ein paar Monaten war ich gefangen im Hamsterrad, im Glauben, alles richtig zu machen. Bestärkt durch Erfolg und einem ganz coolen Leben. Demnach schien es relativ schwierig, dass es damals bei mir »Klick« gemacht hätte. Dass ich die Stirn gerunzelt und gedacht hätte: »Stimmt. Ich sollte mich jetzt einfach mal auf mich besinnen.« Warum auch? Für ein gesundes Leben vielleicht.

Im Nachhinein ist man meist schlauer. Wie man das vorher begreift? Keinen Plan. Ich wurde von meinem Körper zur »Erkenntnis« gezwungen. Wurde richtig in den Schwitz- und Scheißkasten genommen, sodass ich gar keine Chance mehr hatte, wie früher zu handeln und zu denken. Klar, ich wollte wieder arbeiten, aber einfach nicht mehr auf diese Art und Weise und mit diesem Druck. Das hatte mich krank gemacht. Dieser Motor, der immer laufen muss. Leistung, Ellenbogen, höher, schneller, weiter. Turbo-Kapitalismus. Wie viele Burnout-Kliniken und Colitis-ulcerosa-Menschen brauchen wir noch, um zu erkennen, dass wir den falschen Idealen nachjagen? Anerkennung durch Leistung. Wann feiern wir den, der das entspannteste Leben führt? Wie, bitte schön, soll das gehen?

Ja, wenn man so allein mit sich im Krankenhaus liegt, denkt man viel nach. Weil ich diese gedanklichen Untiefen teilen wollte, habe ich gleich ein Video dazu rausgehauen: »Gedanken im Spital«.

Das Video schloss ich mit einer Hausaufgabe für meine Zuschauer. »Überlege dir, was dich wirklich glücklich macht. Ich spreche von jenem Moment, in dem du merkst, jetzt, jetzt, genau in diesem Moment bin ich zufrieden. Wenn du das gefunden hast, heißt es von nun an: Mehr davon! Alles andere, was sich nicht so anfühlt, wo man ins Schwitzen kommt, nervös wird, gestresst ist, das machst du einfach nicht mehr. Die anderen sollen dir den Buckel runterrutschen!«

Das Video strahlte aus meinem Krankenzimmer über den Äther, und erste Reaktionen regten sich, bauten mich auf. Aber ich war weiter fern der Welt und weit weg von Erleuchtung. Seit über einer Woche war ich schon da, in meiner Zelle, und verbrachte viel Zeit auf dem WC. Fernab von meinem eigentlichen Leben, in dem ich gern stattgefunden hätte.

Ich hatte Angst. Angst, dass es auf eine Operation hinauslaufen würde. Aber die Medikamente schienen nicht unbedingt die bessere Alternative, wäre ich doch ein Leben lang auf sie angewiesen.

LIEBE DICH SELBST!

Manchmal jedoch, wenn man in der größten Not ist, dann erscheint einem ein Engel. Und zwar so ein richtiger Engel. So wie aus der Bibel. Das scheint mir nachträglich die einzige Erklärung. Denn mir erschien im Unispital in Zürich ein Engel: »Hi, Robin, komm, wir setzen uns jetzt zwei Stunden hin und reden über dein Leben.«

Der Engel hieß in meinem Fall Marcel Meier. Kein überirdisches Wesen im biblischen Sinne, aber im menschlichen auf jeden Fall. Marcel Meier und ich kannten uns aus einem Internetprojekt aus vergangener Zeit. Wir waren auf Facebook befreundet, und nun hatte er sich bei mir quasi aus dem Nichts gemeldet und mir angeboten, sich mit mir hinzusetzen und zwei Stunden zu reden. Er glaubte, er könne mir etwas mitgeben, was mir etwas bringt.

Er sollte recht behalten. Ich fühlte mich nach unserem Gespräch deutlich besser.

Marcel, auf diesem Wege noch einmal ein herzliches Dankeschön.

Für all die, die nicht bei dem Gespräch dabei waren, teilte ich das Hauptthema gleich in einem Vlog, so sehr hatte es mich bewegt.

Das Hauptthema: Selbstliebe. Das Bewusstsein, dass man sich selber gernhaben soll.

Das klang einfach. Aber für mich relativ schwierig, da mein Selbstbild nicht deckungsgleich mit einer liebenswürdigen Person war. Das klingt heute noch komisch, aber ich trug permanent ein schlechtes Gewissen mit mir herum. Inklusive dem Gefühl, schuldig zu sein. Ein Täter.

Rein von meiner Vergangenheit betrachtet müsste ich mich eigentlich wie ein Opfer fühlen, aber ich fühlte mich als Täter. Wobei sich die Gefühle »Opfer und Täter« im Körper ähnlich bemerkbar machen. Man spürt eine Ungerechtigkeit gepaart mit schlechtem Gewissen. Ein Schuldgefühl. Und um ein Schuldgefühl anzuerkennen, muss man sich als Täter identifizieren. Dieses Schuldgefühl habe ich mir wieder versucht, bestätigen zu lassen.

Das schlechte Gewissen, das damit einhergeht, begünstigte sicher auch die Krankheit in einem gewissen Maße. Denn Selbstheilung beginnt in einem selbst. Dabei geht es nicht um Willen, Motivation, Einstellung oder Kampf, sondern es geht um die eigene Wertschätzung. Dass ich mich gernhabe, so, wie ich bin. Ein Mensch mit Fehlern.

Es fühlt sich bis heute falsch an, wenn ich zu hören bekomme: »Hey, Robin, du bist doch ein geiler Typ und du bist superlativ.« Es fühlt sich falsch an, weil es nicht deckungsgleich mit meiner Realität ist. Ich hatte immer das Gefühl, ich hätte irgendetwas angestellt. Ganz komisch, das zu beschreiben. Vielleicht kennen das andere Menschen ebenfalls. Gut möglich, dass es sich hierbei um eine frühkindliche Prägung handelt.

Mein Engel Marcel Meier konnte das nachvollziehen. Ich sei einer, der quasi einen Richter suche und um Bestrafung fleht: »Bitte verurteilen Sie mich, Herr Richter. Ich bin ein schlechter Mensch.«

Doch der Richter schaut mich nur überrascht an und sagt: »Nein, Robin, wir haben nichts, wir finden nichts, um Sie verurteilen zu können.«

Dann laufe ich weiter zum Gefängnis und flehe dort: »Ich muss hier rein, ich brauche eine Zelle.«

Der Gefängniswärter sagt aber: »Sie sind nicht registriert. Gehen sie nach Hause.«

Trotzdem finde ich einen Weg, mich unter der Haftanstalt durchzugraben, in eine Zelle hinein. Dort halte ich mich schließlich an den Gitterstäben fest und fühle mich endlich wohl. In einem Gefühl, das mir bekannt war. So weit die Illustration.

Ich halte mich an den Gitterstäben fest, obwohl ich in einem Hollywood-Gefängnis stehe, dessen Rückseite keine Wände hat und die Tür geöffnet ist. Ich sollte einfach hinauslaufen. Aber ich kann es nicht. Weil ich mich mit dem Gefühl vom Wahnsinn identifizieren kann. Dort, wo ich mich wohlfühle, daran will ich mich festhalten. Loslassen. Das muss ich lernen.

Das ist aber verdammt schwierig, dort loszulassen, hinauszugehen und zu merken: »Hey, ich bin eigentlich ein guter Typ.« Das schien für mich unmöglich, weil sobald ich diesen positiven Gedanken weiterführte, kamen mir tausend Sachen in den Kopf, wieso ich es eben nicht bin.

Keine Ahnung, ob mich in dieser Misere jemand verstehen kann. Es war schwierig zu artikulieren. Aber ich musste im Sinne der Heilung anfangen, mich und das Leben gernzuhaben. Denn nur so konnte ich auch andere liebhaben, und nur so konnte ich geliebt werden. Nur so konnte ich das kleine Glück genießen. Ein gutes, trotz Krankheit gesundes Leben führen. Klingt logisch, war aber nicht meine Realität.

ICH BIN GUT, SO, WIE ICH BIN

Ich glaubte daran, dass die Heilung von innen passiert. Die »Heilung der Zellen«, wenn man den Esoteriker raushängen lassen will. Dass ich einen positiven Einfluss auf meinen Geist und meinen Körper hätte. Das musste ich nun leben. Ein Kampf der Betriebssysteme. Dominiert mein Körper meinen Geist, oder kann ich das umkehren? Mich einfach hinlegen und denken, dass ich gut sei, so, wie ich war. Mit allen Fehlern, mit allem, was ich falsch gemacht hatte. Ich musste mir das immer wieder bewusst machen und mich so langsam umprogrammieren. Das musste und wollte ich ändern. Mit der göttlichen Kraft. In mir drin. Die musste ich aktivieren. Humor hilft auch hier manchmal.

Während ich diese intimen Gedanken in einen Monolog für die Kamera formulierte und das Gespräch mit Marcel Meier noch einmal resümierte, wurde ich von den eintretenden Ärzten unterbrochen.

Nein, es ging nicht zur Kolektomie, sondern um ein einfaches Update. Wobei »einfach« war in meinem Falle wohl eher »schwierig«. Man müsse abwarten. So lautete die kurze, wenig hilfreiche Zusammenfassung und schon war die Bande weitergezogen. Auf zum nächsten Opfer.

Ich fiel wieder in die Kissen und wollte angestrengt versuchen, positiv zu denken, um so womöglich die Medikamente in mir in Schuss zu bringen. Schon im nächsten Moment schweiften jedoch meine Gedanken wieder ab, und ich musste an den Vortag denken, an dem ich etwas Seltsames erlebt hatte.

MANCHE MENSCHEN SIND EINFACH NUR SCHEISSE

Angefangen damit, dass ich mich aufregen musste. Ich war auf der Onlineausgabe einer Schweizer Boulevardzeitung unterwegs, bei der es eigentlich klar war, dass ich mich aufrege. Das ist der Sinn dieser Art von Journalismus, der polarisieren soll. Dort war ein Bericht über einen Schweizer Promi, der an Hodenkrebs leidete. Er musste sich deshalb gerade einen Hoden entfernen lassen. Er hatte den Mut, in einem Interview über seine Krankheit zu reden. Aufklärungsarbeit zu leisten. Was wahrscheinlich nicht einfach für ihn war, da logischerweise Scham hierbei immer eine Rolle spielt. Besonders weil es so etwas Einschneidendes war für diesen Mann, für sein Leben. Es brauchte Überwindung.

Ich fand seinen Mut und seine Offenheit großes Kino und fühlte mich gleich ein wenig verbunden mit ihm. Auch weil er eine ähnliche Mission wie ich hatte und seiner Erkrankung mehr Öffentlichkeit geben wollte. Hodenkrebs, ein schwieriges Thema, da es da auch um Männlichkeit und Stärke geht.

Dann begann ich, in der Kommentarspalte dieser Boulevardzeitung zu lesen. Das sollte man grundsätzlich nicht tun. Schon gar nicht in diesen Untiefen des Netzes. Ich tat es leider trotzdem. Es war ja nicht sonderlich spannend, die ganze Zeit im Bett und auf dem Klo, da brauchte ich etwas Nervenkitzel. Aber dieser Kommentar war mir dann doch zu viel.

Da schrieb einer tatsächlich: »Wer ist dieser Typ? Will er sich jetzt mit seiner Krankheit wichtigmachen?«

Schlimm, dass es so negative Menschen da draußen gibt. Die jemandem in dieser beschissenen Lage noch eins draufgeben. Was hatte der Promi ihm getan? Der möchte einfach nur leben. Wieso musste man sich gegenseitig fertigmachen? Wo steckt da der Sinn dahinter?

Ich fühlte mich persönlich betroffen. Meine Angst war bestätigt. Will ich mich durch meine Krankheit im Internet einfach nur wichtigmachen? Oder ist meine Arbeit eine wichtige, aufklärende und gibt kranken Menschen endlich eine Stimme? Meine Psyche ließ es nicht zu, rational zu entscheiden. Ich fühlte mich schlecht, schuldig, als Typ, der sich mit seiner Krankheit wichtigmachen will.

Kurze Zeit später, den Ärger kaum verdaut, wurde ich tatsächlich persönlich angesprochen. Ich wurde per Facebook-Nachricht konfrontiert. Zwei unterschiedliche Leute schrieben mir auf Facebook, dass sie mich als Moderator immer gehasst hätten. Sie hätten schlecht über mich geredet, mich einfach als einen Vollidioten aus den Medien empfunden. Beim einen hatte es vor fünf, beim anderen vor zehn Jahren angefangen. Sie hätten meine mediale Präsenz als anstrengend und enervierend empfunden. Nun mit der Krankheit bekamen sie jedoch ein anderes Bild von mir, vielleicht weil ich auf einmal in der Position des Schwachen war? Jetzt war ich vielleicht nicht mehr bedrohlich genug, und es wurde ihnen unter die Nase gerieben, dass sie besser als ich dran waren. Unter diesen Umständen finde ich ihn wieder cool.

Das ist eine fiese Unterstellung, ich weiß, aber es hatte einen schalen Beigeschmack. Nachrichten mit »Früher habe ich dich immer einen Trottel gefunden« zu beginnen und ins Positive drehen zu wollen, empfinde ich prinzipiell als schwierig. Klar, ich war der VIVA-VJ und in den Medien ein fixer Bestandteil der Pop-Kultur. Diesen Hass darauf kann ich nachvollziehen … Aber den Menschen hinter dieser Figur zu verurteilen, damit hatte ich ein Problem. Nein, gar nicht! Ich brauchte das. Ich zog bewusst oder unbewusst genau diese Menschen in mein Leben. Weil es mein Selbstbild bestätigte.

Wo ist eigentlich Marcel Meier, wenn man ihn braucht?

NIMM IHNEN DIE MACHT!

Mir war es nie egal gewesen, was andere Leute von mir dachten. Ich wollte ein Teil dieser Gesellschaft sein und Gutes tun, und es belastete mich, wenn andere mich nicht so wahrgenommen hatten. Ich hatte Angst, ausgeschlossen zu werden.

Im Gegenzug konnte ich ein Kompliment oder eine Liebeserklärung nicht annehmen. Da fehlte mir der Zugang. Deshalb fand ich eher immer die Leute, die mir sagten, dass sie mich doof finden. Da sich so wiederum mein Selbstbild bestätigte, suchte ich das dann womöglich unterbewusst und nahm es mir zu Herzen. Ein riesiger Rattenschwanz.

Egal, was und wo ich schrieb, wenn ich ein Video machte oder irgendwas postete, irgendeiner meckerte oder beleidigte mich meistens. So ist das Internet. Wer damit nicht umgehen kann, soll sich verpissen! Wenigstens war ich im Krankenhaus in einem geschützten Raum, wo alle nett zu mir sein mussten. Sobald man krank irgendwo dahinsiecht, kommt das große Mitleid. Da fühlen sich die negativen Leute wieder überlegen, und man wird automatisch sympathisch. Ungefährlich.

Ich wiederhole mich.

Schlimm ist jedoch, dass diese Leute viel mehr Macht über uns besitzen, als man ihnen zuspricht. Diese Macht dürfen wir denen nicht mehr geben, es einfach nicht mehr zulassen. Sonst leben wir unter unserem Potenzial, aus Angst vor Kritikern. Darunter leidet jede Kunst. Irgendwann wird dieses Leiden zur körperlichen Belastung. Weil wir uns nicht mehr trauen, uns zu öffnen, uns zu entfalten. Ich versuche hier, meine innere Auseinandersetzung als Allgemeingültigkeit darzustellen.

DER MANN IN DER ARENA

Es fällt mir ein wunderschönes Zitat von Theodore Roosevelt ein:

Es ist nicht der Kritiker, der zählt,
nicht derjenige, der aufzeigt,
wie der Starke gestolpert ist,
oder wo der, der Taten vollbracht hat,
sie hätte besser machen können.
Die Anerkennung gebührt dem,
der wirklich in der Arena ist;
dessen Gesicht verschmiert ist
von Staub und Schweiß und Blut;
der tapfer strebt; der irrt,
und wieder und wieder scheitert,

denn es gibt keine Anstrengung ohne Irrtum und Fehler;
der jedoch wirklich danach strebt,
die Taten zu vollbringen;
der die große Begeisterung kennt,
die große Hingabe,
und sich an einer würdigen Sache verausgabt;
der, im besten Fall,
am Ende den Triumph der großen Leistung erfährt;
und der, im schlechtesten Fall,
wenn er scheitert,
zumindest dabei scheitert,
dass er etwas Großes gewagt hat,
sodass sein Platz niemals bei den
kalten und furchtsamen Seelen sein wird,
die weder Sieg noch Niederlage kennen.

In dem beschworenen Bild geht es darum, dass nicht die Kritiker zählen, die rundum meckern und lamentieren, wie du das und jenes hättest besser machen können. Sondern der einzige Mann (oder natürlich die einzige Frau), dem Ehre gebührt, ist der Mann, der in der Arena steht und kämpft und im besten Fall gewinnt und seine Ziele erreicht, und im schlimmsten Fall blutüberströmt am Boden liegt im Dreck und verliert.

Aber wenigstens hat er gekämpft. Und steht wieder auf. Und der (oder natürlich die), der draußen sitzt und sich beschwert, der hat rein gar nichts gemacht. Zuschauer am Rand. Aus Angst, sich selbst seiner Leidenschaft zu stellen.

Dieser Konflikt treibt mich an. Es gibt nichts Gutes, außer man tut es. Der Einzige, der uns eine Kritik geben oder kritisieren oder helfen darf, ist einer, der ebenfalls in der Arena steht und auch immer wieder weiterkämpft. Keiner von denen, die sich nicht trauen. Die dich aus ihrer eigenen Angst heraus klein machen, weil sie selber noch viel mehr Schmerzen mit sich herumtragen, die irgendwann zum Magengeschwür werden können.

Bei dieser Erkenntnis hat mir Brené Brown geholfen. Sie ist eine unglaublich starke Frau und setzt sich mit Verletzlichkeit und Kreativität, dem Umsetzen von Ideen auseinander. Spannend.

Deshalb: Wir sollten uns so lieben, wie wir sind. Wir sind geile Typen und Typinnen. In jedem Moment sollten wir uns dessen bewusst sein. Wenn dann der Kopf sagt, nein, ich habe das und das gemacht, und ich bin so und so, dann umarme die Gedanken, weil die Gedanken bist du auch. Und du hast nur das Jetzt, die eine Chance, das eine Leben, jetzt. Liebe es. Und versuche, dich nebenbei mit einem Buch selbst zu therapieren. Vielleicht gelingt es dir respektive mir. Vielleicht auch nicht. Es ist die aktive Haltung die zählt.

Nun muss ich seit Langem wieder einmal grinsen. Das ist der erste Schritt.

KAPITEL 13

BLANKES ENTSETZEN

Wer Mühe mit Fäkalien oder dergleichen hat, der sollte dieses Kapitel überspringen. Für alle anderen gilt: Aufgepasst, ich erzähle nun wirklich eklige Sachen zum Thema Scheiße, die so eklig sind, dass ich es selber kaum richtig verkraften konnte.

Es ist kaum verwunderlich, dass wir mit diesem Thema ein wenig Mühe haben. Früh werden wir als Kinder so konditioniert: »Das ist bäh!«, »Was hast du da in der Hose?«, oder die Kleinen werden mit ihrer Nase gleich in ihr »Geschäft« gedrückt, um zu lernen – halt, das machen manche Leute bloß mit ihren unreinen Stubentigern. Ein schwieriges Thema.

Trotzdem haben sich unlängst Bestseller in diesen Feuchtgebieten mit Charme herumgetrieben, und besonders bei Colitis ulcerosa ist es mir unmöglich, diese Umstände auszublenden. Ich war in vielen peinlichen, unangenehmen Situationen, die schlichtweg scheiße waren. Im wahrsten Sinne des Wortes. Mein ganz eigener G20-Gipfel in der Schanzenstraße. Chaos, Weltuntergangstimmung, nackte Angst.

Ich möchte versuchen, ein Stück dieser Angst zu nehmen, dieser Anflug einer Panikattacke, wenn man sich einscheißt. Unausweichlich. Deshalb dieses Kapitel.

Wie die Münchner Punkband LESTER schon auf den Punkt brachte: »Routine wird zur Scheiße und Scheiße zur Routine!« –, auch wenn sie es wohl in einem anderen Kontext gemeint hatten.

IM WETTLAUF MIT DEM STUHLDRANG

Die Zeiten, in denen ich diese Art von Unfällen an einer Hand abzählen konnte, sind längst vorbei. Deshalb kann ich dieses Gefühl auch so wunderbar beschreiben. Ich merke jeweils, Shit, jetzt kommt's. Dann lande ich im Tunnel. Toilette, jetzt! Im Augenblick, als ich zum Sprint ansetze, habe ich schon verloren. Es ist ein »Mindgame«, das höchstens ein Zen-Meister gewinnen kann. Umso mehr man in Panik verfällt, umso größer wird der Stuhldruck. Man muss seinen eigenen Geist austricksen. Sich einbilden, dass keine Toilette in unmittelbarer Nähe ist und gleichzeitig sich ruhig und langsam einer solchen annähern. Hallo kalter Schweiß, hallo nervöses Zittern. Ich hätte mir nie vorstellen können, dass ich mir auch im gehobenen Alter noch in die Hosen scheiße. Nie. Das war nun so.

Es war mir peinlich. So sehr, dass ich von Beginn an mit niemandem darüber gesprochen habe. Zu entwürdigend. Wer will schon als Hosenscheißer gelten? Es hätte mich bestimmt entspannt, wenn diesem Thema in der ein oder anderen Colitis-ulcerosa-Broschüre etwas mehr Aufmerksamkeit geschenkt worden wäre. So hätte ich mich vielleicht nicht wie der letzte Vollhorst gefühlt. Also übernehme ich das jetzt. Ich spreche offen über meine ganze Scheiße, um anderen zu zeigen, dass sie damit nicht allein sind und um mir selbst die nötige Luft zu verschaffen, das alles vielleicht nicht mehr ganz so tragisch zu sehen.

»WHAT THE FUCK IS THAT??«

Meist ähneln sich die Geschichten: Im Auto, bei der Arbeit, im Kaufhaus, auf einer Party: Shit, flutsch, Scheiße in der Hose! Deshalb trage ich auch immer eine Tasche mit Ersatzunterhosen mit mir mit. Das ist bei mir eine ziemlich coole Tasche. Bei der sich niemand denkt, ich hätte die nur, weil ich mir regelmäßig in die Hose scheiße. Sie ist eher sportlich. Aber nein, ich habe diese Tasche nur, weil ich mir eben in die Hosen scheiße.

Die Zeit der Boxershorts war endgültig vorbei. In Slips lässt sich die Scheiße einfach besser kontrollieren. Windeln? Windeln?! Nein, danke! Zu entwürdigend für mich. In ungefähr 80 Prozent der Fälle schaffe ich ja schließlich den Sprung aufs Klo noch, und ich möchte mich bestimmt nicht falsch konditionieren.

Jedes Hosenscheißerlebnis gleicht einer spirituellen Erfahrung und spielt sich hauptsächlich auf der emotionalen Ebene ab. Dennoch möchte ich mit euch meine letzten beiden Scheißgeschichten teilen, die in meiner Erinnerung präsent sind.

Ich war in der goldenen Adventszeit im Einkaufszentrum unterwegs, weil ich zu Hause einen Adventskalender gebastelt hatte. Nun musste ich nur noch kleine Geschenke für die jeweiligen Türchen kaufen, 24 natürlich, bloß kleine Überraschungen sollten es sein. Ein lustiges Kartenspiel, Farbstifte, eine kleine Polaroidkamera, ein aufziehbares Plastikspielzeug. Ich balancierte also so einiges in meinen Armen, als ich plötzlich merkte: Shit, es kommt!

Der Trick ist bekanntlich, ruhig zu bleiben, sich nicht stressen zu lassen. Absurd, aufs Dringendste aufs Klo zu müssen, aber gleichzeitig ruhig bleiben zu müssen. Meine Eroberungen legte ich alle auf einem Wühltisch ab. Ganz langsam, wie ein Ladendieb, der durch die Regale streift, versuchte ich, mich zum Fahrstuhl und damit zu meinem Auto in der Tiefgarage zu bewegen. Denn in meinem Auto war die Tasche mit meinen Ersatzunterhosen. »Oh mein Gott, oh mein Gott«, waren meine letzten Gedanken. Dann krampfte es, eine Ladung cremig-blutiger Scheiße entleerte sich in meine Unterhose. Um mich herum Menschen. Ich, mit dem Versuch, cool zu bleiben.

Nun hieß es, die Scheiße auszubalancieren. Wie auf rohen Eiern ließ ich mich von meiner Idee nicht abbringen, zum Auto zurückzutaumeln: »Hoffentlich sieht mich niemand, hoffentlich sieht mich niemand, hoffentlich spricht mich niemand an.«

Ich fror, schwitzte, psychte völlig ab. Ich war in einer anderen Welt.

Endlich hatte ich es zum rettenden Auto geschafft. Ich konnte aus meiner coolen Ladendiebrolle schlüpfen und presste mich so gegen den Fahrersitz, dass mein Hintern nicht den Stuhl berührte. Der Gedanke, in meiner eigenen Scheiße zu sitzen war mir einfach zu sinnbildlich.

Meine schicke Notfalltasche lag auf der Rückbank. Akrobatisch kramte ich diese nach vorn, um glücklicherweise einen Satz frischer Unterhosen und eine neue Hose plus Klopapier zu finden.

Ich saß regelrecht in der Klemme. Links, rechts und vor mir parkten Autos, und shoppingfreudige Kundschaft belud ihre SUVs. Noch einmal mit vollen Hosen durch die Einkaufspassage zu waten war keine Option. Ich musste mich hier im Auto zwischen all den Menschen mit meiner verschissenen Realität befassen. Ich versuchte, mich relativ cool zu verhalten. Ich kam mir trotzdem vor wie ein Perverser. Vor allem als ich mir die Hosen auszog. Es war ein Drahtseilakt. In meinem engen Auto die Scheiße nicht noch mehr zu verschmieren und trotzdem so unauffällig wie möglich zu bleiben.

Ich zog die alte Hose aus. Ja, auch diese war betroffen, da meine flüssige Scheiße durch die Unterhosen hindurchtropfte. Nun hätte ich meine Unterhosen ausziehen sollen. Ich schaute mich um. Um mich herum fröhliches Weihnachtstreiben. Ich brachte es nicht übers Herz. Eine soziale Barriere wies mich ganz klar in die Schranken. »Du kannst jetzt unmöglich deinen verschissenen Schwanz hier in einer öffentlichen Tiefgarage herausholen und dich sauber machen. Das geht einfach nicht. Ich saß in der Falle. Ich entschied, mich mit dem Toilettenpapier, das ich zur Verfügung hatte, die größten Mocken aus meiner Unterhosen zu pulen. Mit einem Lächeln im Gesicht, um möglichst unauffällig zu erscheinen. Mein T-Shirt war mittlerweile in kaltem Schweiß getränkt.

Als ich das Gröbste draußen hatte, zog ich die frische Hose über die nun etwas weniger verkackte Unterhose, stieg aus meinem Wagen und machte mich mit meiner coolen Sporttasche auf den Weg zur Warenhaustoilette.

Als erfahrener Toilettengänger wusste ich zum Glück, wo sich der nächste Lokus befand. Als die Kabinentür ins Schloss fiel, spürte ich endlich Erleichterung. Ich hatte es geschafft. Endlich konnte ich mich in Ruhe sauber machen. Mithilfe des Wassers aus dem Klo und ganz viel Toilettenpapier. Trotzdem, ich fühlte mich richtig, richtig beschissen. War ich ja auch. Es ging mir emotional einfach nur elend. Ich dachte, das mache doch alles keinen Sinn mehr. Was soll das für ein Leben sein. Lebenswert? Pah! Ich war tatsächlich tief gesunken.

Die Katzenwäsche dauerte ungefähr 20 Minuten. Mein Trauma schien ein Ende zu finden. Geputzt und gestriegelt, vor allen Dingen in neuen, sauberen Unterhosen konnte ich die Kabine des stillen Örtchens verlassen. Es befanden sich noch zwei, drei andere Männer auf diesem Kaufhaus-WC, die vor dem Spiegel standen, ihre Hände wuschen, aber mich anscheinend nicht weiter beachteten. Wieso auch?

Möglichst unauffällig ließ ich meine alte, verschissene Unterhose in den Mülleimer gleiten und dachte noch: Yes, ich habe es tatsächlich geschafft! Ich habe eine der peinlichsten Situationen meines Lebens handeln können, ohne dass ein allzu großes Theater daraus entstanden war oder sich die Öffentlichkeit echauffieren könnte. Kein gesellschaftlicher Selbstmord. Für ein paar Sekunden war ich ein Held.

Doch ich hatte mich zu früh gefreut. Im Vorraum der Klos stand ein Mann vom Reinigungsdienst, und er hatte offenbar beobachtet, wie ich meine dreckige Unterhose entsorgt hatte. Er blickte mich an, ich ihn. Ich erstarrte. Da bewegte sich der Mann zielstrebig zum Mülleimer und zog mit seinen Gummihandschuhen meine alten, dreckigen, Unterhosen heraus. Präsentierte sie groß vor den anderen Toilettengängern und schrie: »What is that? What the fuck is that?«

Getroffen von all den vorwurfsvollen Blicken im Raum trieb es mir die Schamesröte ins Gesicht.

Der Mann vom Reinigungsdienst schrie erneut: »What is that?«

Ich wählte meine gewohnte Verdrängungsstrategie und mimte den Ahnungslosen: »Ist etwas nicht gut?« Ich wusste nicht, wie ich reagieren sollte.

»Nicht gut, nein, nicht gut«, schrie er mit der Unterhose fuchtelnd in der Hand. »Du kannst nicht werfen hier in Müll.«

Ich so: »Ich verstehe nicht ...«

»Du musst Müll wegbringen«, meinte er bestimmt.

Und ich: »Jetzt?«

Man muss sich vorstellen, der Herr war vom Cleaning-Dienst. Er hatte all seine Putzutensilien dabei und sagte mir, ich müsse den Abfall wegbringen, weil man die Unterhose nicht dort wegwerfen darf. Ich stand völlig entgeistert da. Wo um Himmels willen hätte ich denn die verschissene Unterhose sonst hinschmeißen sollen, wenn nicht in den Müll? Am liebsten hätte ich zu heulen angefangen.

Die angespannte Stimmung auf der Herrentoilette kippte. Die anderen schauten den Typ, der »What is that?« geschrien hatte, an, als wäre dieser im Unrecht. Auch wenn viele auf den Hosenscheißerhumor stehen – witzig fand die Situation keiner. Sondern es wurde scheinbar wirklich begriffen, dass es sich hier eher um ein medizinisches oder psychologisches Problem handelte.

Der Mann vom Cleaning-Dienst schien einen schlechten Tag erwischt zu haben, und diese verschissene Unterhose war das Pünktchen auf dem I. Er sah es als persönlichen Angriff. Klar, als Reinigungskraft hat man täglich mehrere Gründe, sich die Nase zu rümpfen, und dieser Umstand ließ nun seinen Kragen endgültig platzen.

Ich wusste weder ein noch aus. War überfordert. Und bin einfach gegangen.

Was hatte ich denn sonst tun sollen? Ich hatte weder Kraft noch Energie, mit dem Cleaning-Service darüber zu diskutieren, wieso ich mir jetzt in die Hose geschissen hatte.

Diese Situation hing mir lange nach. Ich spielte sie in meinem Kopf immer und immer wieder durch. Hätte ich mich anders verhalten können, sodass der Mann vom Reinigungsdienst nicht ausgerastet wäre? Was brachte ihn so sehr auf die Palme? Nur eine Woche darauf sollte ich erfahren, dass Putzdienste und Exkremente eine hochexplosive Mischung sind.

Denn wenn ich aufs WC ging, war das nicht so, dass ich einen normalen Abgang hatte. Das spritzte in diversen Formen und Farben. Manchmal mit viel, manchmal mit wenig Blut, meistens dünn. Wenn ich nach meinem Geschäft einen verstohlenen Blick hinter mich warf, offenbarte sich ein Horrorszenario, das jede Toilette direkt an die Elmstreet katapultierte.

DAS KOT-SELFIE

Ich war bei meinem besten Freund in seinem Haus in Basel eingeladen und blieb auch gleich über Nacht. Ich hatte meine eigene Gästetoilette. Zu dieser Zeit musste ich knapp 15-mal pro Tag auf das, in meinem Fall laute Örtchen. Natürlich versuchte ich, das WC, das ich benutzte, sauber zu halten. Aber dieses Mal, kurz bevor ich ging, dachte ich noch: »Ui, ich muss das WC unbedingt noch putzen, bevor ich gehe«. Doch es sollte bei diesem Gedanken bleiben.

Das Hauptproblem: Wenn ich in meiner Hockposition auf meinem Ring saß, dann war da zwischen Sitzring und Keramik dieser kleine Spalt. Bei mir spritzte es zurzeit dermaßen, dass Kotpartikel in genau diesen Zwischenraum gelangten. Leider habe ich den Toilettenring nach meinen Besuchen auf dem Lokus nie angehoben, um darunter abzuwischen. Ich war mir also keiner Schuld bewusst, bis die Putzfrau von meinem Freund sich mit der Toilettenschüssel etwas genauer zu beschäftigen begann. Bis dato war sie gewohnt, dass das Gäste-WC praktisch unbenutzt blieb. Als sie nun meine Sauerei sah, traf sie der Schlag: »Was soll denn das?« oder in altbekannten Worten: »What is that?!«

Es war mir an sich schon superpeinlich, dass die Putzfrau mein Malheur mitbekommen hatte. Ich vergessen hatte, hinter mir sauber zu machen. Das Schöne an einer Putzfrau wäre ja, wenn sie dieses Missgeschick diskret entfernen würde. Idealerweise ist das ihre Arbeitshaltung. Natürlich darf sie die Hausbewohner über diesen Umstand informieren, wenn es sie befreien sollte: »Du, ihr hattet einen Gast, der ein bisschen Mühe auf dem WC hatte.« So wäre doch alles in Ordnung.

Aber nein, die Putzfrau wählte Variante Drama. Ihre Worte: »Das WC sieht aus wie eine Bahnhofstoilette! Eine Zumutung!« Bis hierhin kann ich das nachvollziehen, nun wurde es eher schwierig: Sie nahm ihr Handy aus der Tasche und machte Fotos von den Kotstreifen auf dem Toilettenrand. Fotografierte meine Scheiße, die ich vergessen hatte wegzuwischen, und präsentierte die Bilder ungeniert den Hausbesitzern. Um zu zeigen, wie unerhört deren Gast geschissen hatte.

Wieso? Ich habe Respekt vor diesem Berufsstand, bin sogar abhängig davon. Die Dankbarkeit meiner eigenen Putzfrau gegenüber reicht ins Unermessliche. Ohne sie wäre ich total aufgeschmissen und ja, sie hat am eigenen Leib Nightmare on Elmstreet in meinem Badezimmer erlebt, aber Fotos davon hat sie mir bisher noch nie gesimst. Die Idee, Scheiße zu fotografieren und als Whatsapp-Nachricht zu verschicken, war mir bislang nur von unserem Bassisten bekannt.

Vielleicht bin ich nun auch tatsächlich im Olymp angekommen, wo sogar meine Scheiße als Gold gehandelt wird.

Es fühlte sich anders an. Es ist mir bis heute sehr peinlich.

Natürlich habe ich mich hunderttausendmal entschuldigt, ich wollte mich am liebsten auch bei dieser Putzfrau entschuldigen, dass ich die Kontrolle über meinen Stuhlgang verloren hatte. Oder bei dem Mann, der so ausgerastet ist im Einkaufszentrum. »What is that?« So habe ich dann einfach versucht, mich in Zukunft möglichst klein zu verhalten in diesen Situationen. Aber das ging nicht immer, weil ich so oft groß musste.

DON'T JUDGE!

Wenn du wegen deiner Colitis ulcerosa deinen Stuhl nicht unter Kontrolle hast, und du dir regelmäßig in die Hose scheißt, ich kann dir sagen:

Du bist nicht allein. Ich kenne das, und wir sollten darüber reden.

Für alle anderen: Don't judge! Wenn du jemanden siehst, der sich in die Hosen oder sonstwo hinscheißt, ich verspreche dir, die Person macht das nicht extra, um dich oder irgendwen zu ärgern, sondern diese Person hat dein Mitgefühl oder vielleicht sogar deine Hilfe verdient: »Kann ich helfen? Geht es dir gut?«

Das wäre eine Reaktion gewesen, die ich mir vom Mann im Einkaufszentrum gewünscht hätte. »Musst du dich hinsetzen? Warte, ich gebe dir ein Glas Wasser.« So in dem Stil. Das wäre echt schön gewesen. Nicht alles, was auf den ersten Blick iiih ist, ist auch iiih, sondern unterliegt sehr oft einer Krankheit.

Darum weniger Empörung, mehr Empathie.

Unglücke und Missgeschicke passieren täglich, auch wenn es uns hin und wieder so vorkommen mag, selten aus dem Grund, um dir dein Leben zu sabotieren.

KAPITEL 14

DU BIST, WAS DU ISST. UND DU SCHEISST, WAS DU SPEIST.

Was als nächstes in meiner Geschichte passieren sollte, war tatsächlich eine Wendung zum Guten!

Während ich wie ein Kasper aus dem Spitalbett heraus meine Vlogs machte und erzählte, wie schlecht es mir ging, meldete sich eine gewisse Jackie bei mir. Sie arbeitete in einem Naturheilinstitut in Bad Ragaz als Masseurin. Sie hatte meine Videos gesehen und mir geschrieben, dass sie bei sich im Institut Leute mit Colitis ulcerosa behandeln würden. Sie hätten die Betroffenen wohl auch in Remission gebracht, also in Beschwerdefreiheit.

Natürlich wurde ich hellhörig! Mit solch positiven Aussichten war ich lange nicht konfrontiert gewesen. Der behandelnde Arzt Stefan Schaub schrieb mir daraufhin eine ziemlich authentische E-Mail, in der er mir nahelegte, die Institution zu verlassen, auch wenn es natürlich am Ende meine Entscheidung sei, ob ich mich weiterhin noch in der Schulmedizin bewegen möchte oder eben nicht.

EIN NEUER WEG

Herr Schaub bot an, mich zu behandeln. Alles wäre kostenfrei für mich, mit der Bedingung, dass ich darüber der ganzen Welt berichte und ich nach meiner Genesung womöglich einmal Gönner werde – falls er meinen Dickdarm retten könne. Ich schlug ein und berichtete später auch in meinen Vlogs über Erfahrungen mit seiner Therapie.

Es fühlte sich wie ein neues Abenteuer an. In der Tat warteten viele Hürden, die ich zu überwinden hatte. Denn seine Methode bedeutete zugleich auch eine große Einschränkung in gewissen Bereichen.

Bevor es losgehen sollte, besuchte mich Herr Schaub bald im Krankenhaus und zeigte mir an Modellen, dass vor allem meine Ernährung an meinem Zustand schuld sei. Du bist, was du isst. Du scheißt, was du speist, schien mir das salopp zusammengefasst. Das hörte sich nachvollziehbar an, hatte ich doch bereits viel darüber gelesen, aber diesem Therapieansatz bisher wenig konkrete Beachtung geschenkt.

Von nun an standen Fisch, Fleisch, Kartoffeln, Käse, Ei, Bananen, Mango, Avocado und geschälter Apfel auf meinem Speisplan. Zu Trinken gab es Wasser und Tee. Ich musste herausfinden, was meine Symptome reduziert, und tatsächlich, schon nach kurzer Zeit, stellten sich erste Erfolge ein.

INTERVIEW MIT STEFAN SCHAUB, EIDG. DIPL. NATURHEILPRAKTIKR FÜR TRADITIONELLE EUROPÄISCHE NATURHEILKUNDE

Robin: Wieso wird so oft behauptet, dass die Ernährung auf die Krankheit keinen Einfluss hat?

Stefan Schaub: Es ist interessant, dass mir diese Frage immer wieder gestellt wird von Betroffenen, die schlussendlich doch erlebt haben, dass ihre Ernährung einen Einfluss auf ihre Erkrankung hat. Eigentlich müsstest du die Frage den Leuten stellen, die behaupten, die Ernährung hätte keinen Einfluss auf den Krankheitsverlauf. Diese behaupten es gäbe keine Studien dazu. Die gibt es sehr wohl, nur wurden diese nicht veröffentlicht.

Man muss einfach wissen, dass es Erklärungsmodelle gibt, wie die Krankheit entsteht oder wodurch sie ausgelöst wird, die außerhalb des schulmedizinischen Erklärungsmodells stehen. Wenn man das schulmedizinische Erklärungsmodell, dass es sich bei Colitis ulcerosa um Autoimmunerkrankungen handelt anwendet, dann kommt die Ernährung schon gar nicht infrage, weil es eben eine Autoimmunerkrankung sei, basta. Wenn man sich von dem Erklärungsmodell Autoimmunerkrankung löst und sagt, nein, es ist vermutlich nicht das Immunsystem, das uns selber bekämpft, was könnte dann der Auslöser sein? Dann wäre folgende Antwort naheliegend: Der Darm reagiert nur darauf, was in ihn hineingelangt. Das sind biologische Gesetze. Ein Beispiel: Wenn Wasser ins Auge kommt, dann macht dir das fast nichts, wenn Zitronensaft ins Auge kommt, dann brennt das, und es kommt zu einer Entzündung. Das ist einfach eine Reaktion der Augenschleimhaut auf die Zitronensäure, welche das Auge schädigt. Wenn man mir Geld geben würde, dann würde ich relativ schnell die klinische Studie bereitstellen, welche beweist, dass die Ernährung sehr wohl einen Einfluss auf Colitis ulcerosa hat. Aber da warten wir bis jetzt noch auf einen Sponsor.

Die Frage, die wir uns im Institut gestellt haben war: Was könnte Darmschleimhaut derartig stark entzünden? Was könnte sie schädigen, dass sie derartig kaputtgeht? Die einzige bekannte Substanz, die in der Lage ist, Eiweiß zu zerstören (der Dickdarm besteht aus Eiweiß), sind Säuren. Wenn du ein Stück Fleisch in Salzsäure legst, wird das aufgelöst. Wie wenn du eben einen Spritzer Zitrone ins Auge bekommst. Säuren zerstören oder denaturieren Eiweiß. Unser Erklärungsmodell ist dahingehend, dass die Nahrungsmittel, die im oberen Darmabschnitt nicht richtig verdaut werden konnten, in den Dickdarm gelangen, und dort werden sie von den Darmbakterien bakteriell zersetzt. Man nennt das eine Darmgärung, und bei dieser Darmgärung entstehen sicher zwei Substrate, das ist Gas und Gärsäure. Nach unserer Vorstellung ist es so, dass die Gärsäure die Dickdarmschleimhaut entzündet.

Säuren kann man neutralisieren. Mit basischen Substanzen. Auf der einen Seite sind das entsprechende Nahrungsmittel, die von Natur aus einen hohen pH-Wert haben oder die basisch sind. Auf der anderen Seite kann man das auch mit entsprechenden Nahrungsergänzungsmitteln machen, die einen basenerzeugenden Effekt haben. Also Mineralstoffpulver. Was ich dir damals im Spital gezeigt habe, ist eigentlich nur das Vorführen einer Säure-Basen-Reaktion gewesen, um dir zu visualisieren, was denn eigentlich die Basenmittel schlussendlich mit den Säuren, welche im Darm durch Darmgärung entstehen machen. Die Säuren werden neutralisiert und können somit die Darmschleimhaut nicht mehr schädigen. Wir haben die

Erkenntnis gewonnen, dass die Entzündungen durch nicht richtig verdaute Nahrungsbestandteile, die in den Dickdarm gelangen, verursacht werden.

Demzufolge haben wir die Nahrungsmittel für deinen Menüplan so ausgewählt, dass sie ganz leicht verdaubar sind und praktisch zu 100 Prozent in den oberen Darmabschnitten resorbiert werden. So können keine Reste mehr in den Dickdarm gelangen, die vergären könnten. Das heißt, es ist relativ eiweißreich, weil Eiweiß nicht vergoren wird. Das heißt, zum Frühstück gibt es ein Rührei, zum Mittagessen ein zartes Schnitzel und Kartoffelbrei, weil Kartoffelbrei sehr leicht spaltbar und verdaubar ist. Und zum Abendessen gibt es noch mal etwas Ähnliches, also noch mal ein Rührei. Am Anfang ist es ziemlich eintönig. Aber die Eintönigkeit, die Monotonie ist bewusst gewählt, damit eben der Darm möglichst entlastet wird.

Ein großes Durcheinander belastet den Darm, weil er verschiedenste Verdauungsenzyme produzieren muss, um Eiweiß, Fett und Kohlenhydrate zu spalten. Umso monotoner eine Ernährung, umso einfacher hat es der Körper, das zu spalten.

Robin: Wieso sind zum Beispiel Teigwaren und Reis schlecht? Das wird vom Arzt oder von der Ernährungsberatung empfohlen.

Stefan Schaub: Ja also, beim Reis würde ich jetzt noch mit mir diskutieren lassen, aber nicht im akuten Schub. Im schubfreien Stadium, denke ich, liegt Reis ab und zu mal drin. Bei allen Arten von Getreide oder den daraus hergestellten Teigwaren ist es so, dass diese Phytinsäure enthalten. Das ist unserer Meinung nach, der Bösewicht oder der Übeltäter. Phytinsäuren behindern die Spaltung von Kohlenhydraten im oberen Darmabschnitt. Gelangen diese unverdauten Kohlenhydrate in den Dickdarm, dann werden sie von den Darmbakterien vergoren und veranstalten dann dort ziemlich große Probleme durch die entstehenden Gärsäuren. Ein anderes Beispiel: Du hast selber erlebt, dass du Nüsse nicht richtig verdauen kannst. Die Nusspartikel sind relativ scharfkantig und schrammen über die geschwächte Darmschleimhaut. Dass dir das wehtun muss, ist naheliegend. Also sagen wir, alles was schwer oder nicht richtig verdaut werden kann, ist nicht gut für deinen Darm. Als weiteres Beispiel möchte ich Folgendes erwähnen: In einem Energydrink ist nichts, was unser Körper wirklich brauchen kann. Darin ist nur Energie, Säuren, aber es hat keine Nährstoffe, es ist einfach nichts, was dich nährt, und nichts, was dir hilft, dich zu reparieren.

Von folgenden Substanzen raten wir ab: Zucker, dann eben alle Arten von Getreide. Rohkost ist für Colitis-ulcerosa-Patienten meiner Meinung nach ganz schlecht. Das sollte alles gekocht sein. Alles geschält. Ja, bei den Früchten kann man, was roh betrifft, Ausnahmen machen. Äpfel, Bananen, Melonen, Mango, die werden in der Regel ganz gut vertragen, weil sie eben auch leicht spaltbar sind und dann gut aufgenommen werden können.

Robin: Es gibt sogenannte Experten, die sich mit der Ernährung bei Colitis ulcerosa auseinandersetzen, die sagen, Fleisch sei eben genau falsch, man solle sich eher vegan ernähren. Mit den Früchten, die du erwähnt hast: geschälte Äpfel, Melonen, Mango, Heidelbeeren ... Fleisch aber sei verboten.

Stefan Schaub: (lacht) Die Leute wissen offenbar nicht, woraus der Mensch besteht. Also, wir Menschen sind Eiweißorganismen. Wir bestehen aus Eiweiß. Also unsere Haare, das ist Keratin, das ist Eiweiß, unsere Nägel, das ist Eiweiß, unsere Haut, unsere inneren Organe – alles besteht aus Eiweiß. Der Körper kann nur aus Eiweiß, also aus Protein, Eiweiß herstellen, synthetisieren. Er kann es nicht aus Kohlenhydraten, und er kann es nicht aus Fett herstellen. Das heißt, wenn wir jetzt so ein entzündetes Organ haben wie den Dickdarm, und wir führen dem Körper kein Eiweiß zu oder viel zu wenig, dann kann er den Dickdarm gar nicht flicken, weil er das Baumaterial dazu gar nicht hat. Den Leuten zu sagen, sie sollen Früchte essen ... in der Frucht ist nichts, was dich erneuert. Deine Zellmembranen bestehen aus Fett und aus Eiweiß. Wenn du kein Fett und kein Eiweiß in deiner Ernährung hast, dann kann der Körper keine Körperzellen herstellen und dann ist die Chance, dass das wieder gut wird, ziemlich, ziemlich schlecht.

Robin: Schweinefleisch wird vor allem als problematisch genannt ...

Stefan Schaub: Sehen wir kein Problem. Also, wir geben unseren Colitis-ulcerosa-Patienten Schweineschnitzel, und die haben daraus keinen Nachteil.

Robin: Du sagst auch, dass man Kartoffeln essen darf.

Stefan Schaub: Ja.

Robin: Tomaten und Auberginen, wie sieht es da aus?

Stefan Schaub: Also, bei den Tomaten, diese müssen einfach entkernt sein, und die Haut muss abgezogen werden, weil diese oxalsäurehaltig ist. Oxalsäure hat den gleichen Effekt wie die vorhin beschriebene Phytinsäure. Eben alles, was scharfkantig ist und nicht richtig verdaut werden kann, reizt die Darmschleimhaut, wenn sie nicht richtig geschützt ist. Bei der Aubergine ist es wie bei allen Gemüsen. Sie sind schwer verdaulich und können so leicht in Darmgärung übergehen. Wir raten unseren Colitis-ulcerosa-Patienten zu Beginn der Behandlung von Gemüse ab.

Robin: Ich spreche da aus Erfahrung, Tomaten und Auberginen funktionieren bei mir eben gar nicht. Das spüre ich sofort. Aber auch Tomatensuppe oder Tomatensauce funktioniert nicht.

Stefan Schaub: Ja, weißt du, die werden immer mit der Schale gemacht. Tomatensuppe als auch -sauce werden immer mit der Schale gemacht, weil die Schale Geschmacksträger ist. Wenn du sie blanchierst, die Haut abziehst und eben die Kerne herausnimmst, könntest du sie vielleicht essen ... also, wenn du schlechte Erfahrungen gemacht hast, lass es bleiben. Ich will nicht, dass du irgendein Experiment machst. Das Gleiche gilt bei Auberginen.

Robin: Bei Kartoffeln ist es so, dass ich mit Pommes Frites Mühe habe oder auch mit Bratkartoffeln. Kartoffelbrei geht relativ gut. Aber es geht sogar so weit, dass ich, wenn ich Pommes Frites esse, Pickel bekomme. Mit Süßkartoffeln habe ich das Problem nicht.

Stefan Schaub: Dann ist das für dich ein gemachter Erfahrungswert. Was mir bei dir aufgefallen ist, wir haben ja ein bisschen Zeit miteinander verbracht, dass du relativ schnell isst. Du schluckst die Nahrungsmittel manchmal nach zwei, drei

Bissen. Ich möchte jedem Colitis-ulcerosa-Patienten auf den Weg geben, langsam zu essen und die Nahrung gut zu kauen. Ich empfehle dir, das Kautempo zu verringern. Vielleicht ist das der Grund für die Unverträglichkeit. Gut gekaut ist halb verdaut. Wenn du Kartoffelbrei machst, ist der schon vorgekaut. Da kann man relativ schnell schlucken. Bei den Bratkartoffeln und bei den Pommes frites, wenn die schnell heruntergeschluckt werden, sind sie vielleicht halt eben nicht so gut vorverdaut.

Robin: Das widerspricht dir natürlich ein bisschen, wenn man denkt, Fruchtsaft, das merke ich selber, kann ich nicht trinken. Aber wenn man sich das so vorstellt, Fruchtsaft, das ist ja quasi wie eine gut gekaute Frucht.

Stefan Schaub: Nein, nein, nein, nein. (lacht) Fruchtsaft enthält Fruchtsäuren und eine Menge anderer Sachen wie eine hohe Konzentration von Fruchtzucker. Eben gut gekaut ist halb verdaut, das heißt also auch beim Fruchtsaft, die Frucht, wenn du sie isst, verträgst du sie, weil auch Kauen ist ein Verdauungsprozess. Kartoffelbrei ist gekocht und dann erst püriert worden. Mit dem Kochprozess hat eine Vorverdauung stattgefunden. In dem Moment, wo du den Fruchtsaft nur herunterschluckst, wird dieser nicht vorverdaut. Von allem, was ausgepresst ist, würde ich abraten. Iss es als Nahrungsmittel, kaue es. Dafür haben wir Zähne.

Robin: Weil es dann einfach anders verdaut wird.

Stefan Schaub: Ja. Das hat einen Einfluss darauf. Ja.

Robin: Ich merke, ich selber kann eigentlich nur noch Wasser und Tee trinken. Du hast gesagt, Kaffee sollte irgendwann funktionieren, aber ich merke, das Koffein treibt bei mir sofort.

Stefan Schaub: Also dass du vermehrt Stuhlgang hast?

Robin: Genau. Ganz deutlich für mich.

Stefan Schaub: Okay. Ja.

Robin: Auch Alkohol. Also, jegliche Form von Alkohol ist schlecht für mich. Ich merke das sofort. Da habe ich dann teilweise längere Beschwerden. Auf alkoholfreies Bier kann ich auch nicht ausweichen.

Stefan Schaub: Ja. Schau, bei dir haben wir wirklich die Situation, dass du das Problem schon sehr lange hast. Ich weiß jetzt nicht, ob du noch Immunsuppressiva nimmst oder nicht?

Robin: Ja, nehme ich noch.

Stefan Schaub: Nimmst du noch. Du kennst meine Meinung dazu. Colitis ulcerosa ist keine Autoimmunerkrankung. Die Immunsuppressiva behindern die Zellteilung im Allgemeinen und bremsen den Heilungsprozess. Aber das ist meine persönliche Meinung. Ich würde dir raten, die Immunsuppressiva, wenn es irgendwie geht, mal anzufangen, auszuschleichen, und mal zu schauen, wie es denn ist, wenn du sie nicht nimmst.

Robin: In diesem Dilemma befinde ich mich, seit wir uns kennen. Ich halte mich jedoch relativ strikt an die Ernährung, die du mir empfohlen hast. Das ist eine große Herausforderung.

Stefan Schaub: Ich weiß es, ja.

Robin: Das ist wie ein Entzug. Wie wenn man sich von einer Droge entzieht. Ich weiß auch, wie das ist, wenn man keinen Alkohol mehr trinkt, oder wenn man mit dem Rauchen aufhört. Das habe ich fast als einfacher empfunden, als auf all die Nahrungsmittel zu verzichten. Man muss sich wirklich diszipliniert daran halten. Das ist schwierig, da habe ich jetzt aber mittlerweile einen Weg gefunden. Trotzdem gibt es immer wieder Rückschläge im Krankheitsverlauf, die man sich nicht erklären kann, da man sich strikt an die Ernährung gehalten hat. Klar gibt es noch Komponenten wie Stress oder beispielsweise der Schlafrhythmus. Trotzdem kommen Zweifel auf, ob es sich lohnt, sich so stark einzuschränken, wenn es nicht wirklich etwas bringt.

Stefan Schaub: Ja, nichts bringen ist ziemlich übertrieben, sondern es gibt Rückschläge. Aber das liegt zum einen in der Natur der Erkrankung, und zum anderen wissen wir ja auch nicht alles. Vieles ist aus der Praxiserfahrung heraus entstanden. Also, die ganze Ernährung ist eigentlich zuerst aus theoretischen Überlegungen heraus entstanden, und nachher hat man sie an Patienten angewendet, die Colitis ulcerosa hatten. Wir erzielten unter dem Strich sehr gute Resultate. Also sicher bessere, als sie du im Spital erzielen konntest mit den ganzen schulmedizinischen Interventionen. Das heißt, das Resultat ist besser, aber noch nicht ganz gut. Jetzt kommt natürlich die nächste Frage: Als privat finanziertes Institut, das keine öffentlichen Gelder bekommt, fehlen uns die Mittel, tiefer in die Ursachenforschung hineinzugehen. Ebenfalls gilt es auch, noch weitere therapeutische Behandlungsansätze weiterzuverfolgen. Die Fragen über verstärkende Faktoren kann ich dir im Moment nicht beantworten, weil mir schlicht und ergreifend die Forschungsmöglichkeiten dazu fehlen.

Robin: Die Ernährung, die ich jetzt also sehr intensiv betreibe, hilft bei milden Erkrankungsverläufen. So kann ich das dann einigermaßen geradebiegen, aber in dem Fall, in meinem Fall, ist es ja ein wirklich schwerer Verlauf, also ich habe eine sogenannte Pancolitis. Das heißt, der ganze Dickdarm ist schwer entzündet. Da ist man auf Cortison und Immunsuppressiva angewiesen. Ich versuche ja, die Medikamente abzusetzen, also ich versuche auch regelmäßig, mit dem Cortison herunterzufahren, merke aber, sobald ich versuche, das Cortison oder auch die Immunsuppressiva auszuschleichen, sind die Symptome wieder viel, viel stärker.

Stefan Schaub: Weißt du, Robin, du stellst mir Fragen, wozu ich keine Forschungsresultate habe. Beim Cortison kann das durchaus sein, dass die Symptomatik schlimmer wird, weil es ja die Entzündung unterbricht. Bei den Immunsuppressiva kann ich mir das unschwer vorstellen, aber du verlässt dich auf dein Gefühl, und dann ist dein Gefühl das Ausschlaggebende. Wir haben mal noch in Behandlungsansätzen versucht, mit Mineralstoffpulver, mit Basen, eventuell mit Tee, wenn man das wieder mehr aufnehmen würde und wieder zielgerichteter damit fahren würde, ob sich dann nicht auch die ganze Situation wirklich stabilisieren würde.

Robin: Ich erhalte einmal pro Monat Immunsuppressiva. Die letzten Tage vor der nächsten Infusion habe ich jeweils wieder verstärkt mit Beschwerden zu kämpfen. Unmittelbar nach der Infusion, geht es mir deutlich besser. Das mag einerseits an den 40 Milligramm Cortison liegen, die mir zusätzlich verabreicht werden. Ich kann und möchte nicht auf diese Therapie verzichten, die mir hilft. Klar, zwei Wochen nach der Infusion merke ich bereits wieder, wie die Symptome stärker werden, und ich freue mich dann schon wieder auf die nächste Infusion.

Stefan Schaub: Was der Mechano dahinter ist, kann ich dir nicht sagen. Die Immunsuppressiva hemmen ja auch das Bakterienwachstum im Darm. Das ist ja, wie wenn man dir Antibiotika geben würde. Also, das hemmt die Zellteilung von allen Lebewesen in dir drin, nicht nur vom Immunsystem, sondern auch von deinen Muskeln, von deinen Hautzellen und eben auch von den Bakterien. Die Bakterien die wir als verantwortlich sehen für eben die Darmgärung, die werden mit den Immunsuppressiva natürlich auch niedergeknüppelt. Es kann durchaus sein, dass das den Effekt hat, und man dort vielleicht eine therapeutische Verfahrensweise aufgreifen und schauen müsste, wie könnte man die Bakterien sonst noch in Schach halten bei dir.

Robin: Das Ziel sollte schon sein, eben von diesen Immunsuppressiva wegzukommen.

Stefan Schaub: Ja, weil sie heilen nicht. Sondern überdecken.

Robin: Genau. Das ist auch bei Cortison der Fall.

Stefan Schaub: Ja.

Robin: Ich habe immer wieder Geschichten gehört, an denen orientiere ich mich, wo Patienten erzählen, dass sie die Immunsuppressiva abgesetzt haben und auch das Cortison ausgeschlichen ist. Sie seien jetzt nur dank ihrer Ernährung in Remission.

Stefan Schaub: Also eben, es ist bekannt, dass die Krankheit schubweise verläuft, egal, wie der Mensch auch sich dann sonst ernährt. Es geht mal besser, mal schlechter. Das gehört zum Krankheitsbild. Weißt du, es ist eine Positiv- als auch Negativeskalation. Wenn du im Schub bist, bekommst du Cortison, und dann bekommst du Immunsuppressiva. Immunsuppressiva hemmen die Zellteilung, das heißt, es geht langsamer, bis sich der Darm erholen kann, und Cortison macht die Haut dünner. Also, auch die Dickdarmschleimhaut macht es dünner. Und damit wird sie auch schwächer, wenn du so willst. Also, sie wird geschwächt. In dem Moment, wo du die Sachen weglässt und vielleicht eben in deiner Ernährung noch etwas veränderst und dann eventuell noch einen guten Therapeuten hast, der dir die richtigen Präparate in der richtigen Kombination gibt, weißt du, es ist ja nicht so, dass die Myrrhe- und Weihrauchpräparate und die Kurkumapräparate wirkungslos sind. Also, man verabreicht sie, weil sie eine Wirkung haben. Das kann dann durchaus reichen, dass du schlussendlich aus dem Teufelskreis aussteigen kannst.

Robin: Also, ich kann dir von meinem Supplement sagen, was ich gerade aktiv nehme, das ist Aronia-Extrakt, Kurkuma-Kapseln, Fischöl, also Omega 3, ich weiß nicht, ob du die Chlorella-Alge kennst?

Stefan Schaub: Chlorella, ja.

Robin: Genau, das nehme ich noch momentan dazu. Dann vor dem Essen die Basentabletten, die ich von dir habe.

Stefan Schaub: Ja, Basenkapseln.

Robin: Ich halte mich relativ strikt an die Schaub-Ernährung und hatte jetzt eine Darmspiegelung. Die Entzündungen im Dickdarm sind deutlich zurückgegangen.

Stefan Schaub: Gratuliere.

Robin: Vielen Dank. Von einem schwer entzündeten Dickdarm ist nur noch ein Stück vom Enddarm betroffen.

Stefan Schaub: Super.

Robin: Was aber immer noch schwer entzündet ist.

Stefan Schaub: Ja, aber das kriegt man ja auch noch hin.

Robin: Das hofft man, dass man es hinkriegt. Es ist schon so, dass das hilft, die Ernährung, daran glaube ich. Aber ich war mir nicht bewusst, wie lange das in meinem Fall bei einem schwer entzündeten Darm dauern kann. Da reden wir schon von einem Jahr oder noch länger. Ich meine, ich kann auch 50 Milligramm Cortison nehmen, und ich habe innerhalb von drei Tagen eine gefühlte deutliche Besserung.

Stefan Schaub: Ja, natürlich, weil die Entzündung nicht abläuft, aber das heißt nicht, dass der Darm dann per se wieder ganz gemacht worden ist.

Robin: Wenn man sich auf die Ernährung verlässt, muss man sich einfach bewusst sein, dass es sehr lange dauert.

Stefan Schaub: Ich habe dir, glaube ich, mal bei der ersten Begegnung gesagt, das war im Oktober 2015, ohne Immunsuppressiva etwa ein halbes Jahr und mit Immunsuppressiva etwa zwei Jahre.

Robin: Ja.

Stefan Schaub: Und etwa in dem Rahmen stehst du jetzt.

Robin: Also du meinst, die Geschwindigkeit wäre erhöht, wenn ich die Immunsuppressiva absetzen würde?

Stefan Schaub: Hm ja. Das ist meine Meinung, weil sie hemmen die Zellteilung. Und die Zellteilung braucht es, damit ein Organ heilen kann.

Robin: Du verstehst aber auch meine Angst davor, das abzusetzen, weil sobald ich reduziere, geht es mir schlechter. Ich kann nicht mehr arbeiten, ich kann nicht mehr am Alltag teilnehmen, ich sitze wieder 10- bis 15-mal auf dem WC, und dann ist es für mich schwierig, eine Perspektive zu haben.

Stefan Schaub: Ja, ich verstehe dich. Weißt du, ich sehe ja auch nur bis zum Darm und nicht bis in den Darm hinein. Es geht dir also immer schlechter, bis die nächste Infusion kommt. Wenn man dort etwas findet, welches dir die Phase verlängert damit du nicht mehr in den Seilen hängst oder wieder mehr Stuhlgang hast. Wenn wir eine adjuvante Behandlung durchführen. Das ist ein Try and Error. Wir versuchen einmal, die Infusionsabstände auf fünf Woche beziehungsweise sechs Wochen auszuweiten. Wenn man diese Tage überbrücken könnte. Das wäre ein Thema, was man wieder anschauen und aufnehmen müsste.

Robin: Welche Ideen hättest du jetzt gerade spontan? Was wäre eine Variante, um das zu überbrücken?

Stefan Schaub: Ich meine, wir haben da mal Heilerde und noch Tees im Spiel gehabt. Die müsste man noch mal anschauen, neu rezeptieren, du müsstest mir noch mal genau schildern, wie dein Stuhlgang aussieht, Schleim, kein Schleim, blutig, wie oft, mit Krämpfen oder nicht, und dann dort eine neue Rezeptur machen. Du kannst eigentlich von deiner Medikation alles beibehalten, aber man müsste vielleicht eine Auslegeordnung machen, das können wir gern machen, und dann nachher die Tage versuchen zu überbrücken.

Robin: Ja.

Stefan Schaub: Du gehst kein Risiko ein. Weißt du, du kannst ja nach den Tagen die wir versuchen zu überbrücken trotzdem die Infusion ...

Robin: Das ist exponentiell. Also mit jedem Tag, den ich länger warte bis zur Infusion, wird es schlimmer.

Stefan Schaub: Ich würde eben vorschlagen, wir machen das jetzt in deinem normalen Zyklus, da hast du es ja sowieso die letzten Tage vor der Infusion schlecht. Habe ich dich richtig verstanden?

Robin: Ja.

Stefan Schaub: Können wir die letzten Tage innerhalb vom regulären Zyklus überbrücken? Dann kann man sagen, okay, dann kann man eine Woche dranhängen.

Robin: Aber wenn ich wüsste, was es da zur Überbrückung gäbe, dann würde ich das natürlich machen.

Stefan Schaub: Ja, eben.

Robin: Jeden Tag anwenden. Nicht nur die letzten Tage vor der Infusion.

Stefan Schaub: Natürlich würde man das jeden Tag anwenden. Aber weißt du, wir bekommen auch nur ein kaschiertes Bild von deiner Krankheit, wie sie verläuft, und die Interventionen, die wir machen, sind unter Einfluss von Cortison und den Immunsuppressiva. Kannst du dich an die Episode im Spital erinnern, als ich gekommen bin, als es dir relativ schlecht gegangen ist? Dann hast du die Ernährung umgestellt, und innerhalb von vier Tagen ist es ...

Robin: Besser geworden.

Stefan Schaub: Es ist besser geworden. Dann ist dein behandelnder Arzt gekommen und hat gesagt: »Jetzt greift unsere Chemotherapie.«

Robin: Richtig, ja.

Stefan Schaub: Das ist immer schwierig. Da sagt jeder: »Ja, das ist jetzt dank meiner Intervention.« Oder es ist dank diesem und jenem der Fall gewesen. Es würde jetzt darum gehen, die Tage vor der Infusion noch weiterzutragen, also zu überbrücken, schauen, was man da noch machen könnte.

Robin: Also, dann wäre der Rat, eigentlich zu versuchen, die nächste Infusion so weit hinauszuschieben, wie es geht? Gefährlich.

Stefan Schaub: Nein, nein, nein. Wir wollen nur schauen, ob wir deine Situation in den Tagen vor der Infusion, wo es dir ja sowieso nicht so gut geht, verbessern, und dann kann man das Risiko eingehen und sagen, gut, dann warten wir noch ein paar Tage länger bis zur nächsten Infusion. Weißt du, und da wenn es gut ist, ist es gut, dann kannst du ja ein paar Tage dranhängen und immer verlängern, bis es dann schlussendlich vielleicht irgendwann mal keinen Sinn mehr macht, zur Infusion zu gehen.

Robin: Das wäre natürlich schön.

Stefan Schaub: Ja. Das wäre das Ziel.

Robin: Wie erklärst du dir, dass immer noch so viele Dickdärme entfernt werden? Ich habe noch einmal Glück gehabt und bin dem Teufel vom Karren gesprungen. Vielleicht auch dank dir, dass du gekommen bist. Aber das Wissen, das du verbreitest, ist relativ bekannt. Also, es reden viele darüber. Es schreiben viele darüber, es probieren viele aus, aber trotzdem gibt es viele Fälle, die das nicht schaffen. Ist das nur, weil die es nicht glauben oder zu wenig probiert haben?

Stefan Schaub: Nein, sie glauben es schlicht und ergreifend nicht. Die Aussage, die dir gegenüber am Universitätsspital gemacht wurde, die Ernährung hätte keinen Einfluss kommt von einem Universitätsapparat. Das sind Professoren und Koryphäen, die den lieben langen Tag nichts anderes machen, als die Krankheit zu erforschen. Wenn von denen die Aussage kommt, Ernährung hätte absolut keinen Einfluss, das sei Blödsinn, dann glaubst du das zuerst einmal. Dagegen steht die

Aussage eines Naturheilpraktikers von Bad Ragaz, der genau das Gegenteil behauptet. Dann hast du zuerst mal einen Glaubenskonflikt. Des Weiteren haben wir Naturheilpraktiker leider immer noch mit unserer Glaubwürdigkeit zu kämpfen. Das liegt daran, dass einige aus unserer Gilde halt manchmal nicht so seriös arbeiten. Ja, wem glaubst du jetzt? Dem Hochschulprofessor oder dem Heilpraktiker? Und dann wird es halt eben schwierig. Die Patienten, die ich bis jetzt gehört habe oder begleitet habe, die aktiv zu mir gekommen sind, welche die Ernährung umsetzen, denen geht es besser. Bis hin zum ganz Absetzen der Immunsuppressiva und des Cortisons.

Robin: Die Erklärung dafür ist, dass bei diesen Leuten ein milder Krankheitsverlauf zu sehen ist. Das liegt an der Intensität der Krankheit. Wenn das wie in meinem Fall eine Pancolitis ist, dann ist der Körper gar nicht fähig, die Nährstoffe aufzunehmen. Es geht quasi alles durch den Körper hindurch, weil das so entzündet ist, dass man mit den Nährstoffen gar nicht viel bewegen kann. Das heißt, es müsste ein Zusammenspiel sein in dem Fall zwischen Immunsuppressiva und dieser Ernährung.

Stefan Schaub: Schau, ich bin ...

Robin: Es ist ja dann so weit gegangen, dass ich auch kein Cortison mehr aufnehmen konnte und auch die Immunsuppressiva nicht mehr. Also, es ist quasi alles durch die starke Entzündung durch mich hindurchgegangen.

Stefan Schaub: Da bin ich jetzt erstaunt, weil du den Dickdarm entzündet hast, und im Dickdarm keine Resorptionen von Medikamenten mehr stattfindet. Das wäre der Dünndarm, also der obere Darmabschnitt, wo Nahrungsmittel- und Medikamentenresorptionen stattfinden. Deswegen erstaunt mich die Aussage sehr. Ich kann sie aus dem Grund nicht ganz nachvollziehen. Es handelt sich hierbei wohl eher um einen Erklärungsnotstand, weil ein Naturheilpraktiker kommt und einen Gegenbeweis antritt. Wenn die ärztliche Prognose oder die ärztliche Beurteilung der Situation augenscheinlich falsch ist. Sprich, es handle sich bei Colitis ulcerosa um eine Autoimmunerkrankung und lasse sich über die Ernährung nicht beeinflussen, da bekommt der Arzt natürlich ein Erklärungsproblem.

Das Problem ist, ich habe bis jetzt nur immer mit den Patienten zu tun gehabt und nie mit den behandelnden Ärzten. Wenn ich mit den behandelnden Ärzten mal zu tun gehabt habe, dass der Arzt auch mein therapeutisches Verfahren aus seiner Perspektive beurteilte. Damit hat er jedoch keine Erfahrung und darin ist er nicht ausgebildet. Trotzdem gibt er eine Beurteilung ab, obwohl er gar nicht dazu kompetent ist. Er ist kompetent dafür, die Krankheit zu beschreiben, die du hast, und er ist dazu kompetent, die schulmedizinische Therapie mit dir durchzuführen. Er ist aber nicht kompetent und an keinem Tag ausgebildet worden, wie der andere Gedankenansatz und ein anderer Behandlungsaufbau aussieht. Dann kommen Rechtfertigungen, weil er sich ja rechtfertigen muss. Was bleibt ihm auch anderes übrig? Wenn du einem Arzt sagst, er habe einen naturwissenschaftlichen Blödsinn gemacht oder er hätte etwas nicht verstanden. Noch schlimmer, er habe sich geirrt und seine ganze Gilde habe sich geirrt. Dann hat zuallererst jeder Mensch mal ein Problem mit seinen Glaubenssätzen. Ganz nach dem Motto: Ich bin Inhaber des Wissens, ich wurde ausgebildet an den besten Universitäten dieses Landes, ich muss es doch wissen. Man hinterfragt seine ganze Identität, die ganze Geschichte, die ganzen Glaubenssätze, worauf der Arzt seinen Lebensinhalt aufbaut. Dann gibt es Probleme. Es darf nicht sein, was nicht sein kann.

Robin: Ja, immerhin gesteht mein Arzt ein, dass er es auch nicht wisse, warum bei manchen eine Behandlungsform Erfolg hat und bei anderen wiederum nicht. (lacht)

Stefan Schaub: Das ist doch schon mal ein Eingeständnis. Dann fängt er an, richtig hinzuschauen. Ich finde das eine super Geisteshaltung, ich muss dem Arzt einen Kranz winden, dass er sagt: »Ich gebe zu, ich weiß auch nicht genau, was eigentlich abläuft, aber jetzt bin ich mal bereit, genauer hinzuschauen und meine eigenen Erfahrungen zu machen.«

Robin: Er widmet ein großes Stück seines Lebens dieser Krankheit.

Stefan Schaub: Ja, eben darum sage ich ja, es ist so was von zentral existenziell für ihn.

Robin: Für mich auch. Es verwundert mich, dass Leute plötzlich beschwerdefrei werden, die kommen in Remission, und behaupten, sie hätten nichts an ihrer Ernährung geändert,

Stefan Schaub: Ja.

Robin: Andere hingegen stellen alles um. Trotzdem wird es schlimmer. Die Entzündungen schreiten unaufhaltsam fort, bis sie einen Darmdurchbruch haben, dass man diesen ...

Stefan Schaub: Operieren muss, ich weiß. Weißt du, was für mich die Schwierigkeit ist, du sagst, dein Arzt ist eine Koryphäe. Die Krankheit ist sein Lebensinhalt. Was mich sehr erstaunt ist Folgendes: Es gibt genug Berichte von Patienten, die spontan wieder gesund wurden.

Robin: Hm, ja.

Stefan Schaub: Eigentlich müsste jetzt er als Wissenschaftler da hingehen und einfach mal alle abscannen, was haben sie gemacht? Du kannst es nach naturwissenschaftlichen Parametern durchführen. Wir machen solche Arbeiten bei uns am Institut. Man muss die Patienten nach gewissen Parametern abscannen. Man muss schauen, wo haben die Patienten was gemacht? Man muss nämlich erklären können, warum hat was funktioniert, und irgendwann bekommt man einen roten Faden. Irgendwann ist bei allen irgendetwas gleich. Was das ist, das wissen wir zum großen Teil. Du machst etwa 30, 40 oder sogar 50 Parameter, die du anfängst zu beurteilen, wo du jedem Patienten die gleichen Fragen stellst, und irgendwann bekommst du einen Peak, der bei 80 Prozent gleich ist. Was sie alle gleich gemacht haben. In irgendeinem Bereich. Dem fängst du an nachzugehen. Das ist Salutogeneseforschung. Die wird eben an den Universitäten nicht gemacht. Darum habe ich dir auch deinen Aufenthalt bei uns ermöglicht am Institut, dass ich nicht in Verdacht komme, ich würde einen auf Patientenrekrutierungen machen. Das ist auch so ein Modell. Umso verzweifelter Menschen sind, umso näher sie vor der Dickdarmamputation sind, umso labiler und beeinflussbarer werden sie. Dort gibt es ethisch-moralische Fragen. Da gibt es leider einfach Hasardeure, die dort hineinspringen, wie bei den Krebspatienten, und einfach mit den Hoffnungen der Menschen spielen und sie noch einmal deftig abzocken. Und dann hat es halt eben nicht funktioniert.

Darum sage ich, man muss es naturwissenschaftlich-seriös angehen. Schritt für Schritt das wirklich durchscannen. Dafür wäre eigentlich die Wissenschaft zuständig. Wir machen das als privates naturheilkundliches Institut, und wir werden nicht vom Staat alimentiert. Auch die Krankenkassen bezahlen nicht. Nur die Zusatzversicherung bezahlt einen Teil der Behandlung bei mir im Institut. Dein Arzt bekommt Forschungsbeiträge, dem stehen ganze Laboratorien, Universitätsspitäler, dem steht alles zur Verfügung, was er braucht. Also wäre es doch sein Job, da wissenschaftlich-seriös das aufzubauen und dann das durchzuarbeiten, und du findest ihn, ich weiß ...

Robin: Das wird ja auch gemacht, aber es werden anscheinend keine signifikanten Verbesserungen der Umstände mithilfe der Ernährung festgestellt.

Stefan Schaub: Sie zäumen das Pferd am falschen Ort auf. Zuerst fragst du mal alle ab. Du fragst mal alle Parameter ab bei denen, wo es etwas gebracht hat, und daraus mit eventuell jemandem, der noch klinische Erfahrung hat, und aus dem heraus generierst du am Schluss die Handlungskonsequenz. Das ist das, was meine Eltern gemacht haben. Aus dem heraus machst du einen Behandlungsansatz, und dann machst du eine prospcktive Studie, und dann nimmst du zehn Leute und sagst, zehn essen jetzt so und zehn essen nicht so, und dann bestimmst du die Entzündungsparameter und so weiter. So erhältst du Erkenntnisse innerhalb von drei Wochen.

Robin: In meinem Fall ist die Heilung vorangeschritten, dafür bin ich auch dir sehr dankbar. Sonst hätte ich den Dickdarm jetzt wahrscheinlich nicht mehr. Für mich war das Frustrierende, dass immer, wenn ich versucht habe, die Medikamente abzusetzen und mich auch ganz strikt nur an die von dir empfohlene Ernährung gehalten habe, ich immer wieder massive Rückfälle gehabt habe. Das ließ mich zweifeln.

Stefan Schaub: Ob es wirklich die Ernährung ist, die hilft?

Robin: Ja.

Stefan Schaub: Das verstehe ich. Ich kann dir nicht sagen, woher die Rückfälle kommen. Es wäre ein Spekulieren, man müsste ein Protokoll machen oder weiß der Kuckuck was, und vielleicht findet man dann nicht mal eine Ursache.

Robin: Ich habe auch deutlich gespürt, dass Stress die Krankheit triggert.

Stefan Schaub: Hm ja. Stress ist ein Einflussfaktor.

Robin: Da passiert irgendwas im Bauch.

Stefan Schaub: Ja, also, du verdaust die Nahrung schlechter. Wenn du gestresst bist, also wenn dein Körper Adrenalin ausschüttet, dann schiebt das Blut aus dem Verdauungsapparat in die Muskulatur, damit du bereit bist zu kämpfen. Damit wird die Verdauungsleistung reduziert. Wenn du zum Beispiel trainieren gehst, dann hört der Körper auf zu verdauen.

Wenn du gestresst bist, dann hört dein Körper auf zu verdauen, weil er braucht das Blut woanders. Dann bleibt die Nahrung eventuell zu lange im Verdauungsapparat, sodass sie anfängt, sich zu zersetzen. Oder sie wird zu wenig gut verdaut. Dann hast du wieder die Basis der Darmgärung. Stress hat einen Einfluss darauf, wie gut wir Nahrungsmittel aufnehmen und spalten. Es ist eine Erklärung, wie das zustande kommen könnte, wieso Stress da Einfluss hat. Ich versuche das jeweils mit den biologischen Funktionen zu erklären.

Robin: Rektalschaum, wenn wir schon bei dem Thema sind, das ist bei mir nämlich auch immer wieder ein Thema, würdest du von dem theoretisch abraten?

Stefan Schaub: Das ist Cortison, ja. Macht einfach auch wieder die Darmschleimhaut dünner und damit anfälliger.

Robin: Zäpfchen, die man bekommt, sollten ja eigentlich eben der Heilung helfen. Aber du glaubst, das würde das Problem einfach übertünchen?

Stefan Schaub: Ja, die Entzündung läuft nicht ab, und damit ist die subjektive Befindlichkeit Verbesserung. Objektiv gesehen dient es aber nicht dem Heilungsprozess, und da gilt es dann einfach die Gratwanderung zwischen Befund und Befinden. Kann man das eventuell durch etwas anderes austauschen? Ich könnte mir vorstellen, dass wir mal mit eigenen Zäpfchen anfangen, mit einer anderen Zusammensetzung. Die vielleicht eine erleichternde Wirkung haben oder wundheilende Wirkung. Das wurde noch nie gemacht. Weißt du, die Schwierigkeit ist die, dass das, worauf wir abstützen können, wir haben relativ viel Literatur aus der Pflanzenheilkunde, aber wirklich gemacht oder sauber angeschaut wurde das bisher nie. Die Medikamente haben einen Effekt. Das will ich auch nicht infrage stellen. Die Frage, die sich für mich stellt ist, gibt es eventuell einen anderen Weg? Weißt du, das Paradigma durchbrechen. Darum geht es.

Robin: Wenn du in einem schlimmen Schub bist, willst du so schnell wie möglich aus diesem heraus. Da greifst du gerne zu »harten« Medikamenten.

Stefan Schaub: Da sind sie ja auch gerechtfertigt einzusetzen. Weißt du, die »harten« oder eben die Rektalschäume oder die Zäpfchen. Dann ist es im akuten Schub auch richtig so, dass man diese nimmt, damit du wieder Ruhe bekommst und wieder mal von der Toilette herunterkommst. Aber dann, wenn es einigermaßen im Griff ist, dann nachher muss sich das Behandlungsparadigma wechseln.

Robin: Man spricht von einer Langzeitmedikation. Voraussichtlich werde ich nie von Immunsuppressiva wegkommen. Die Chance eines Rückfalls ist zu groß.

Stefan Schaub: Das kann es für mich nicht sein, man muss einen anderen Weg suchen und hoffentlich auch finden.

Robin: Man spricht von dieser Krankheit als unheilbare Krankheit, auch das siehst du anders?

Stefan Schaub: Ich kenne einfach genug Patienten, die geheilt sind. Entschuldigung, nein, ich muss mich nicht entschuldigen. Ich kenne genug Patienten aus meinem Umfeld, die geheilt sind, denen es gut geht, und damit ist aus meiner Perspektive die Krankheit nicht unheilbar, sondern sehr wohl heilbar.

Robin: Eine Heilung ist, wenn sie keinen Rückfall mehr haben? Also, sie sind quasi geheilt?

Stefan Schaub: Ja. Sie sind ...

Robin: Stabil?

Stefan Schaub: Sie sind stabil, und sie leben ihr Leben, und natürlich werden sie ernährungstechnisch immer irgendwie ein Stück weit gewisse Sachen meiden. Also eben Nüsse, Vollkornprodukte, Rohkostsalate und so, das werden sie vermutlich nie essen können, aber das ist ja auch nicht etwas, was entscheidend für die Lebensqualität ist.

Robin: Können sie Brot mittlerweile essen?

Stefan Schaub: Ich weiß es nicht. Weißt du, wenn es den Patienten gut geht, dann sind sie glücklich und ziehen davon.

Robin: Dann wird man normalerweise auch wieder lockerer mit der Ernährung.

Stefan Schaub: Ja, man wird lockerer, aber weißt du, es verändert sich ganz vieles. Eben die Darmschleimhaut wird wieder stabil, sie regeneriert sich, sie baut sich wieder auf, sie bekommt wieder eine Widerstandsfähigkeit. Das ist ja bei dir auch so. Vorher hast du dich zwar schlecht ernährt gehabt, aber du hattest kein Problem mit dem Darm, weil der Darm widerstandsfähig genug war. Irgendwann ist der Punkt gekommen, wo der schädigende Reiz nicht mehr kompensiert werden konnte von deiner Darmschleimhaut, und dann ist die Krankheit ausgebrochen. Aber vorher hat das gehalten, und das kann auch durchaus wieder sein, dass es nachher wieder hält. Wenn wieder normale Schleimhautverhältnisse vorhanden sind, aber das sind sie jetzt einfach nicht. Deswegen muss man schauen, wie lange es dauert, bis es dann schlussendlich ausgeheilt ist. Aber dann kann der Zustand wieder wie vorher sein, wo du das Problem nicht hattest.

Robin: Wenn man im Schub ist, ist es sinnvoll, sich in schulmedizinische Hände zu begeben, sollte diesen aber nicht blind vertrauen?

Stefan Schaub: Es gibt einfach andere Optionen, die du hast, und dann musst du auf dich selber hören und das Gefühl haben. Wo vertraue ich, wo vertraue ich mir selber, wo vertraue ich auf meinen Körper, wo vertraue ich auf die Aussagen meiner Therapeuten? Es ist das Drama der inneren Zerrissenheit von einem Patienten, was er jetzt machen soll. Das ist und bleibt ein Drama, das ich jeden Tag erlebe. Der eine sagt das, der andere sagt das.

Mir wäre es am wohlsten, wenn man Kooperationen machen könnte. Mittlerweile bin ich eidgenössisch diplomierter Naturheilpraktiker, seit 2016 kann man eidgenössische Diplome machen. Damit ist eigentlich auch die Möglichkeit gegeben, dass mich zum Beispiel Spitäler anstellen dürften, wo man gemeinsam solche Arbeiten machen könnte, und wo sich eventuell auch eine Klinik sagt, wir lassen uns jetzt mal durch naturheilkundliche Verfahrensweisen befruchten. Ich habe eine interessante Diskussion gehabt mit einem Kuratorium. Mit der Leitung von der Universität Dresden. Mit allen leitenden Professoren hatten wir ein Abendessen. Zusammen mit dem ehemaligen Ministerpräsidenten, er hat das eingefädelt.

Bei dem Abendessen sagt mir der damalig leitende Kurator: »Wissen Sie, Herr Schaub, in der Schulmedizin sind wir eigentlich am Ende. Wir haben immer nur mehr vom Gleichen. Aber wir haben nichts Neues mehr. Wenn die niedrige Dosis nicht reicht, dann müssen wir eben erhöhen. Wenn das eine nicht wirkt, versuchen wir das andere. Aber die Verfahrensweise ist eigentlich immer die gleiche. Die Stoßrichtung ist immer die gleiche. Und uns fehlen die Ideen, wo könnte man eigentlich andere Behandlungsansätze generieren und ausprobieren und damit auch neue Medikamente?«

Es ist ja nicht so, dass man damit nicht ein Geschäft machen könnte. Es ist ja nach wie vor ein Geschäft. Die Behandlung, die du hast, ist ja sehr teuer.

Robin: Ja.

Stefan Schaub: Was hat es bei mir gekostet?

Robin: Nichts. (lacht)

Stefan Schaub: Merkst du etwas?

Robin: Ja. (lacht)

Stefan Schaub: Das sind natürlich auch gigantische Märkte. Unter dem Strich musst du dich dann wirklich fragen, hat denn da überhaupt jemand von den Verantwortlichen ein Interesse daran, dass tatsächlich noch Alternativen aufkommen? Da geht es natürlich um enorm viel Geld, und da ist eigentlich eine Ernährungsveränderung schon fast zu billig. Was mir ein Anliegen wäre – wenn man es in ein Buch hineinschreibt, was vielleicht auch mal ein Therapeut liest –, dass man versucht, den Schritt aufeinanderzuzumachen. Also zu versuchen, die interdisziplinäre Zusammenarbeit zu vertiefen und zu verbessern. Wir haben ja seinerzeit auch der Ernährungsberaterin im Spital unseren Speiseplan geschickt, und die hat das dann auch interessanterweise mit dir umgesetzt, worüber ich sehr erstaunt war.

Es kann sich nur lohnen, wenn man in einem festgefahrenen Gleis ist, die Hand mal jemand anderem zu reichen. Miteinander einen Weg zu gehen, um eventuell eine Lösung zu finden. Weil schlussendlich geht es auch darum, welche Spitäler haben bei welchen Krankheitsbildern welche Erfolge? Es geht nicht mehr nur noch um Operationen. Sondern es geht auch um eine Menge anderer Krankheiten. Wenn ein Spital in einem Rating sehr weit oben sein will, würde es vermutlich gut daran tun, andere Sachen auch mal noch miteinzubeziehen. An mir soll es nicht liegen. Mich kann man jederzeit anrufen.

SCHULMEDIZIN VERSUS NATURHEILKUNDE

Jeder von uns ist mal krank. Aber das gibt sich dann nach ein paar Tagen, schlimmstenfalls Wochen. Doch eine chronische Krankheit ist ein anderes Kaliber. Man ist ihr ausgeliefert, dein Leben wird fremdbestimmt. Komplett. Also versucht man alles, damit man ein einigermaßen gutes Leben führen kann. Ein lebenswertes Leben. Diese Krankheit beeinträchtigt die menschlichen Grundfesten: Schlafen, die Liebe und nun auch noch das Essen. Aber ich war damit einverstanden, alles auszuprobieren. Was konnte schon schiefgehen?

Ich hielt mich weiter im Zürcher Unispital auf und stellte meinen Menüplan nach den Vorgaben von Stefan Schaub um. Tatsächlich, eine Besserung war zu spüren. Weniger Stuhlgänge, weniger Blutabgang. Herr Schaub wunderte sich natürlich nicht so sehr wie ich mich.

Auf der anderen Seite freuten sich die Ärzte im Krankenhaus um Prof. Dr. Rogler, dass offenbar endlich die Medikamente griffen.

Wer hatte nun recht?

Herr Schaub meinte dann endgültig, ich solle das Krankenhaus verlassen und zu ihm nach Bad Ragaz kommen, in ein Hotel. »Ich behandle dich, wir bekommen dich wieder gesund.« Ein schönes 4-Sterne-Hotel. An der Tamina-Quelle. Sich entspannen, sich massieren lassen, in der Therme sitzen. Was will der Kranke mehr?

Natürlich bin ich dieser Einladung gefolgt. Es war zehntausendmal schöner in der Naturheilpraxis als im Krankenhaus. Es ist besser in der wohlig warmen Therme, als im sterilen Krankenzimmer behandelt zu werden. Es ist besser, als im Taxi zu weinen.

Mir wurde alles erläutert, und ich wurde schließlich ganz auf die Schaub-Ernährung umgestellt. Tatsächlich: Es ging mir von Tag zu Tag immer besser. Aber ich muss zugeben, dass ich weiterhin auch parallel Cortison, Ciclosporine und Infliximab-Infusionen bekommen habe.

Darüber war Herr Schaub gar nicht erfreut. Solange ich diese Medikamente nähme, würde es den Heilungsprozess beeinträchtigen, so seine eindeutige Meinung. Ich müsse alles absetzen.

Ich hatte natürlich Angst, alles abzusetzen, weil es vielleicht wieder in die falsche Richtung gehen und schlimmer werden würde. Diese Erfahrung hatte ich schon einmal gemacht. Vor allem beim Cortison. Wenn ich die Dosis nur ein wenig heruntersetzte, verschlimmerten sich die Symptome.

Wer hatte also recht?

Herr Schaub meinte, das sei nur anfangs so mit den Entzugserscheinungen. Solange ich mein Immunsystem unterdrücke, könne es ja auch nicht richtig heilen. Das Bild einer Autoimmunerkrankung im Sinne, dass mein eigenes Immunsystem sich gegen meinen Körper richten würde, teilte er nicht.

Als Patient war ich in diesem Spannungsfeld zwischen Naturheilmedizin und Schulmedizin ziemlich verloren. Ist man doch eh schon ständig in Entscheidungssituationen gefangen, dann auch noch so eine grundsätzliche, weitreichende ...

Wer hatte denn nun recht?

Beide. Keiner. Wir, nicht die. Nein, wir. Ich. Niemand. Wer also?

INTERVIEW MIT PROF. DR. MED. DR. PHIL. GERHARD ROGLER

Robin: Ich war ja da vor zwei Wochen wieder in einem richtig schlimmen Schub und habe gedacht, ich komme da nicht mehr raus.

Gerhard Rogler: Ja.

Robin: Dann kommen ja gleich die vielen Vorschläge von wegen »Man muss sich so und so ernähren. Das ist der richtige Weg.« Und ich habe in der Ernährung schon ganz viel gemacht. Also, ich trinke eigentlich nur noch Wasser und Tee, ernähre mich möglichst nach Paleo, das kennen Sie vielleicht, basisch. Das kriegt mich nicht aus dem Schub raus, und dann kommt das Feedback: »Du machst es halt nicht richtig.«

Gerhard Rogler: Ich glaube, das ist eine Erfahrung, die viele Patienten mit dieser Erkrankung machen, weil man halt keine gute Erklärung dafür hat, wo sie herkommt. Weil es mit dem Darm und der Verdauung zu tun hat, glauben dann einige Menschen, es muss irgendwie durch Diät zu bessern sein. Es ist schon so, dass einzelne Patienten bestimmte Speisen nicht mehr vertragen. Aber es gibt keine bestimmte Diät, für die bisher ein klarer Nutzen gezeigt wurde, außer wenn man den

Darm richtig entlastet mit ballaststofffreien Flüssigdrinks. Das kann aber keiner durchhalten. So eine enterale Formelernährung für eine längere Zeit, das funktioniert nur bei Kindern und spart bei denen Cortison.

Robin: Wie geht das?

Gerhard Rogler: Das sind diese Flüssignahrungen, die auch bei Mangelernährung eingesetzt werden.

Robin: Fresubin?

Gerhard Rogler: Fresubin zum Beispiel, genau. Dann darf man aber wirklich nichts anderes essen und darf sich dann nur über diese Flüssigdiäten ernähren. Bei den Kindern ist Cortison ja besonders problematisch, weil es die Wachstumsfugen an den Knochen schließt, und die Kinder dann nicht mehr wachsen können. Davor hat man Angst und möchte daher gern Cortison vermeiden. Daher versucht man bei Kindern, diese Flüssignahrung einzusetzen.

Robin: Ja.

Gerhard Rogler: Aber selbst bei den Kindern ist es schwer, sie zum Durchhalten zu bewegen. Leider ist es auch so, dass nach Stopp dieser Ernährung die Colitis häufig wiederkommt. Wahrscheinlich ist es so, dass der positive Effekt nicht einmal direkt über die Formeldiät kommt. Sie wird einfach komplett im Dünndarm aufgenommen, sodass fast nichts mehr im Dickdarm ankommt. Es kommen einfach keine Ernährungsbestandteile mehr im Dickdarm an, die diesen noch belasten könnten. Durch die Entlastung hat er dann Zeit, sich zu bessern. Leider ist es, wie gesagt, so, dass bis zu drei Viertel aller Patienten, wenn sie dann wieder anfangen, normal zu essen, wieder Colitis-Aktivität bekommen. Es ist also quasi das Aufhören des Essens, das dann teilweise Erfolg hat. Aber alle anderen Diäten nutzen wenig. Leider werden manche Diäten inzwischen ja mit fast schon religiösem Eifer und Fanatismus angepriesen und verteidigt.

Robin: Wie sehen Sie das mit der Alternativmedizin? Wie zum Beispiel Akupunktur. Es gibt ja Leute, die steif und fest behaupten, dass ein alternativer Weg sie in Remission gebracht hat.

Gerhard Rogler: Also, Akupunktur hat sicher den Effekt, dass es bei Leuten, die sehr stressanfällig sind, gegenüber den Stresssituationen eine Besserung bringt. Wir wissen schon, dass Stress einen Beitrag leistet zur Aktivität von der Colitis ulcerosa. Grundsätzlich ist nichts gegen Komplementärmedizin zu sagen, gegen Alternativmedizin schon. Wenn diese Dinge zusätzlich zur Basistherapie gemacht werden, können sie viel Sinn machen.

Robin: Das ist ja lustig, weil Cortison stresst ja eigentlich.

Gerhard Rogler: Ja. Cortison ist ein Stresshormon. Das weckt einen quasi auf, und man schläft schlecht. Aber mit Stress habe ich etwas anderes gemeint. Nicht dass man zum Beispiel zeitlich unter Druck steht, sondern dass man eine Belastung empfindet, aus der man nicht heraus kann. Es kann durchaus sein, dass man objektiv gesehen gar nicht viele Aufgaben hat, vielleicht nur eine. Aber die ist belastend und die erzeugt viel Stress, weil man sie nicht lösen kann. Oder Familienstress ist auch nicht so, dass man da ständig unter Strom ist, sondern manchmal ist Familienstress so, dass man im Gegenteil depressiv wird und nichts mehr tut, und trotzdem ist es eine Belastungssituation.

Robin: Also, die psychische Komponente sehen Sie schon auch als einen ganz wichtigen Bestandteil dieser Krankheit?

Gerhard Rogler: Es ist keine psychosomatische Krankheit in dem Sinn, dass man eine bestimmte Persönlichkeit haben muss, um sie zu bekommen. Das hat man früher geglaubt. Es gibt, wenn ich meine Patienten anschaue, dann alle Persönlichkeiten darunter. Da gibt es Introvertierte und Extrovertierte, da gibt es mehr Zwanghafte, da gibt es völlig Lockere, und alle haben eine Colitis. Aber was allen gemeinsam ist, ist, dass Belastungssituationen dazu führen, dass die Erkrankung schlechter wird. Und Belastungen führen dann natürlich zu einer schlechten

Stimmung, führen manchmal zu Depressionen. Ist ja kein Zufall, dass ein Haufen Schübe zwischen Weihnachten und Neujahr auftreten, wenn die ganzen familiären Belastungssituationen wieder hochkommen.

Robin: Ist das so?

Gerhard Rogler: Ja, das ist so. Aber es gibt noch andere Belastungen, auch rein physische Belastungen. Zum Beispiel sehen wir ja, dass Langstreckenflüge Schübe auslösen können, oder dass starke körperliche Anstrengung Schübe auslösen kann. Nicht, wenn man normal Sport treibt. Aber wenn man sich mal überanstrengt. Oder wir sehen, dass Hitzewellen, wenn es über mehrere Tage sehr heiß ist, Schübe auslösen können. Also, sowohl starke psychische wie auch physische Belastungssituationen verschlechtern die Colitis.

Robin: Das Schlimme ist ja, sobald man im Schub ist, ist alles noch anstrengender und noch schwieriger. Das heißt, es ist ein Teufelskreis.

Gerhard Rogler: Genau. Es wird immer schwieriger und schlimmer. Was dann noch zusätzlich belastend sein kann, ist, wenn einem die Umgebung kein Verständnis entgegenbringt, sondern dann noch findet, dass man etwas falsch macht, sonst hätte man die Erkrankung nicht.

Robin: Ja.

Gerhard Rogler: Das sieht man bei Vorgesetzten im Beruf. Da gibt es halt leider für die chronisch Kranken wenig Schutz in der Schweiz. Wenn Lehrmeister dann zum Beispiel sagen, »Wenn du fünfmal am Vormittag auf die Toilette gehst, bist du ein Drückeberger.«

Wenn sie nicht verstehen können, dass da einfach Stuhldrang da ist, der nicht nach der Stuhlentleerung sofort weg ist, sondern einfach weiterhin noch Krämpfe macht und man nach jedem Stuhlgang fünf bis zehn Minuten braucht, bis der Darm sich nicht mehr zusammenkrampft. Da gibt es teilweise sehr wenig Verständnis. Das andere, das Sie erlebt haben, ist eben, dass man kein Verständnis dafür hat, dass die Patentrezepte, die heute ja angeblich alles heilen, nämlich Diäten, nichts bringen. Ein Teil der selbst ernannten Experten hat Patentrezepte, ohne dass die irgendwie Sinn machen würden oder sinnvoll überprüft werden.

Robin: Wie sehen Sie die Chancen, dass man Colitis ulcerosa irgendwann mal heilen kann? Oder in den Griff bekommt mit einem Medikament, das funktioniert? Ich weiß nicht, ob Sie von diesem SW033291 schon mal gehört haben? Da hat man bei Mäusen Versuche gemacht.

Gerhard Rogler: Es sind jetzt eine ganze Menge neuer Medikamente in der Entwicklung. Für die Colitis gibt es gute Ergebnisse für eine Klasse von Medikamenten, die schon bei anderen Erkrankungen eingesetzt werden, den JAK-Inhibitoren. Dann gibt es die sogenannten S1P-Hemmer, und es gibt neue Anti-Integrine. Ich habe das Gefühl, dass die Konzepte langsam besser werden. Bisher waren die Konzepte mit Cortison und den unspezifischen Entzündungshemmern immer darauf ausgerichtet, einfach nur die Entzündung zu unterdrücken. Langsam kommen wir dahin, dass wir die Colitis da behandeln, wo eigentlich das Problem liegt, nämlich an der Barrierestörung. Die Barriere, die Darmbarriere, ist ja ausgedünnt, und deswegen kommt das Immunsystem mit zu vielen normalen Darmbakterien in Berührung, und deswegen macht es eine Entzündung gegen die eigene normale Darmflora. Ich denke aber auch, dass wir über die Stuhltransplantation, wo es ja schon ein, zwei positive Studien gibt, langsam so viel lernen werden, dass wir verstehen, wie dieses Transplantat bei welchen Patienten beschaffen sein muss, damit man einen günstigen Effekt hat.

Robin: Sie haben ja das auch schon durchgeführt.

Gerhard Rogler: Genau. Aber nur bei Clostridien-Colitis. Also nur bei Patienten mit dieser infektiösen Erkrankung. Das Problem ist, dass man noch nicht weiß, wie der ideale Spender bei der Colitis ausschauen soll, was der für Eigenschaften haben muss.

Robin: Dass man das jetzt bei mir einfach ausprobiert und einfach mal einen Stuhl da transplantiert, finden Sie das keine gute Idee?

Gerhard Rogler: Ich denke, dass man das im Rahmen einer Studie machen sollte. damit man möglichst viel darüber lernt. Wenn es jeder im Einzelheilversuch macht, dann kann man die Daten nicht systematisch erfassen, und dann lernt man nichts daraus. Das Beste ist jetzt, gute klinische Studien zu machen. In der Schweiz gibt es keine, aber in Deutschland gibt es welche, und ich denke, wenn Sie den Kontakt wollen, suche ich ihn raus, dann können Sie sich eventuell in Deutschland als Proband melden. Dann wird es kontrolliert gemacht, und dann gewinnt man neue Erkenntnisse. Das ist es, was ich derzeit wichtig finde.

Bei der Colitis kann man keine Heilung versprechen. Es ist eine chronische Erkrankung. Aber es gibt zunehmend Konzepte, die an der Ursache angreifen, und ich glaube, dass die Behandlung sich in den nächsten fünf bis zehn Jahren noch mal drastisch verändern wird mit doppelt so vielen Behandlungsmöglichkeiten, auch mit einem ganz anderen Spektrum. Nicht mehr nur Chemie und Medikamente, sondern da kommt die Stuhltransplantation wahrscheinlich dazu mit den richtigen Spendern. Da kommen vielleicht auch unsere Heidelbeerextrakte dazu, die wir jetzt mit Unterstützung des SNF untersuchen können. Kurkumin wird gerade in eine Präparation gebracht, dass es dann als Medikament einsetzbar ist.

Robin: Ich schlucke auch Heidelbeerextrakte, also die Aronia, und Kurkuma, aber auch da habe ich so das Gefühl gehabt, das hat mir nicht irgendwie ...

Gerhard Rogler: Nein, das Problem ist bei denen, dass die Präparate auch nicht standardisiert sind. Wir haben langsam eine Ahnung, welche Komponente aus dem Extrakt wirklich die wirksame ist. Aber das Problem ist, dass die ganzen Extrakte, die man im Reformhaus oder in der Apotheke kaufen kann, nicht standardisiert sind. Deswegen kann man einmal einen Extrakt kaufen, der sehr gut ist, und beim nächsten Mal hat man wieder einen, der schlecht hilft. Ziel bei den Naturprodukten muss es schon auch sein, dass sie standardisiert werden, damit man eben nicht das Problem hat, dass es einen Tag hilft und die Woche später nicht. Und dass man versucht zu verstehen, wie sie funktionieren. Wenn wir zum Beispiel beim Kurkuma wissen, dass das nur in Verbindung mit was anderem richtig gut auf die Zellen einwirken kann ...

Robin: Das ist, glaube ich, irgendwie mit Pfeffer-Irgendwas.

Gerhard Rogler: Genau. Sie sind ja bestens informiert. Dann muss man eben schauen, dass man eine stabile Präparation herstellt, wo das immer in einem bestimmten optimalen Verhältnis ist. Nicht so der Wildwuchs, den es jetzt gibt: ganz unterschiedliche Kombinationen, unterschiedliches Verhältnis. Das ist überhaupt das Problem bei der Naturmedizin. Es gibt Prinzipien, die funktionieren, aber da kann natürlich jeder einsteigen und Präparate herstellen. Es gibt zum Beispiel angebliche Heidelbeerextrakte, die enthalten einfach violetten Lebensmittelfarbstoff und sonst nichts. Das ist aber natürlich wenig reguliert und lässt sich teuer verkaufen. Also, man darf nicht denken, dass man mit diesen Naturheilprodukten oder Komplementärmedizin immer seriöse Hersteller hat. Wir hatten auch schon mit der chinesischen Medizin, die manche als Alternative versuchen, schwerste Vergiftungserscheinungen, zum Beispiel Bleivergiftungen. Dann nehmen Sie Heilmittel ein, die Giftkonzentrationen haben, die jenseitig sind.

Robin: Ja, das wäre natürlich nur im schlimmsten Fall so.

Gerhard Rogler: Gute TCM-Kliniken haben eine eigene Toxikologie und testen alle ihre Substanzen. Aber nur wenige tun es. Man muss sich auch bei allen alternativen Verfahren überlegen, wo die Risiken sind. Die haben nämlich immer auch ihre Risiken. Ich bin nicht gegen Komplementärmedizin, und wenn man wirklich nachfragt, dann ist es so, dass neun von zehn der Patienten mit chronisch-entzündlichen Darmerkrankungen Komplementärmedizin nutzen. Da sind Sie sicher nicht allein. Wenn es zusätzlich zur Standardtherapie ist oder zur etablierten Therapie, finde ich, ist das immer eine Chance, wenn die Risiken klar sind. Wenn man sagt, »Lasst alles andere weg, das vergiftet euch bloß, ihr müsst jetzt das machen, und dann wird alles gut«, das wird es halt nicht. Der Vorteil von Komplementärmedizinern ist, dass sie sich mehr Zeit nehmen können, und leider kann ich mir jetzt nicht mehr Zeit geben und muss das Interview beenden, weil der nächste Patient wartet.

ACHTUNG: KIRSCHEN!

Nach der Ernährungsumstellung war es zwar anfangs besser geworden, aber nicht bedeutend. Ganz ehrlich war ich wohl mit meiner Ernährungsumstellung nicht konsequent genug.

Es war ein Auf und Ab. Lag es doch an mir und meiner Inkonsequenz? Es wurde schlechter, dann wieder besser. Wieder schlechter. Die Schulmedizin meinte, ich solle mich doch nicht quälen. Es gäbe keine Studie, die beweise, dass die Ernährung irgendeinen Einfluss habe. Die Schaub'sche Ernährung war wirklich streng und der Spaßfaktor nicht allzu hoch. Aber dann half es plötzlich wieder. Und wieder nicht. Rückblickend hätte ich da schon viel akribischer sein müssen, was meine Ernährung anbelangte.

Ein brandaktuelles Beispiel gefällig? Während ich diese Zeilen schreibe, renne ich im 20-Minuten-Takt auf die Toilette. Soeben hat auch eine meiner Unterhosen den Weg in den Mülleimer gefunden.

Wieso? Kirschen!

Ich hatte gestern auf der Hochzeit unseres Bassisten eine Kirsche gegessen. Eine einzige Kirsche! Das wird ja wohl nichts ausmachen, dachte ich. Das ist schließlich eine Frucht. Früchte sind gesund, das geht schon. Außerdem erlebte ich in den letzten Wochen eine deutliche Verbesserung meiner Umstände. Was kann da schon schiefgehen?

Alles!

Diese eine, einzige Kirsche war so köstlich, da nahm ich mir doch noch eine und ließ mich in ein Gespräch verwickeln. Ins Gespräch vertieft bemerkte ich gar nicht, wie ich Kirsche um Kirsche weiteraß, bis mir einer quer über die Festbank zurief. »Friss nicht so viele Kirschen. Sonst hast du morgen Bauchweh.«

Das ging schließlich dem Pumuckl schon so. Ui, richtig erschrocken bin ich. Meinte aber ganz cool, mit Bauchweh kenne ich mich aus. Das ginge schon.

Diese kleinen, roten Teufel rebellieren nun gut 20 Stunden später in meinem Bauch. Ich könnte mich ohrfeigen für meine Dummheit. Habe ich doch schon erlebt, dass mich M&Ms in einen Schub zurückkatapultiert hatten. Wieso habe ich das getan? Auf der Toilette riecht es sogar ein bisschen nach Kirsche. Okay, nach frisch ausgeschissener Kirsche, aber ich erkenne die Kirsche am süßlichen Geruch wieder.

Nun habe ich Angst, in meiner Genesung wieder ein paar Wochen zurück, oder sogar in einen Schub zu fallen. Ausgerechnet jetzt, wo ich mit meiner Ernährung etwas lockerer wurde. Etwas zu locker. Sich an den Menü-Plan von Stefan Schaub zu halten, erfordert vor allem eines: eiserne Disziplin. Man fragt sich schnell: Was kann ich denn überhaupt noch essen?

BASISCHE ERNÄHRUNG – DIE RETTUNG?

Stefan Schaub erklärte mir, dass ich mich basisch ernähren soll. Das Essen, das mir im Krankenhaus serviert wird, würde mich nicht weiterbringen. Stattdessen solle ich endlich umsteigen. Auf Fleisch, Fisch, Käse, Ei, Butter, Avocado, Mango, Bananen. Der Veganer bekommt Schreikrämpfe.

Beim Thema Ernährung scheiden sich die Geister. Es gibt zig Theorien, die jeweils mit einer unglaublichen Vehemenz vertreten werden. Ernährung ist Religion. Vor allem bei der veganen Ernährung scheint es um mehr als »nur« um das Essen zu gehen. Es ist schwierig, sich in diesem Dschungel an Weisheiten zurechtzufinden.

Mein erstes Treffen mit der Ernährungsberaterin wurde bereits bei meiner ersten Stationierung im Krankenhaus vereinbart. Rückblickend konnte man diese Tipps grün anmalen und den Hasen geben. Ich müsse keine Abstriche in meiner Ernährung machen. Könne eigentlich alles essen. Das Wichtigste sei, dass es »ausgewogen« ist. Ich solle isotonische Getränke trinken. Das würde meinen Elektrolythaushalt wieder auf Vordermann bringen.

Heute weiß ich, dass mir nur noch Wasser und Tee ins Glas kommen. Das Gebiet der richtigen Ernährung gleicht einem Dschungel, in dem jeder sogenannte Spezialist eine andere Richtung vorgibt und vehement die Machete beziehungsweise rohe Karotte schwingt. Als Tourist ohne Ortskenntnisse kann man sich da schnell einmal verirren.

ACHTUNG: WASSERMELONEN

Am Ende dieser Safari stand für mich die SCD-Ernährung. Damit fühlte ich mich am wohlsten. SCD ist eine spezielle Kohlenhydratdiät mit Gemüse, Obst, Fleisch, Fisch, Eier, Honig, bestimmten Käsesorten, Nüssen und Samen. Wobei ich auf Nüsse und Samen sowie den Honig verzichte. Das ganze liegt sehr nahe an der Paleo- oder Steinzeitdiät. Stark vereinfacht ist die Paleodiät eine »artgerechte« Ernährung für den Menschen. Die Idee dahinter ist, sich bei der Wahl des Essens daran zu orientieren, was unsere Vorfahren in der Steinzeit aßen. Daher stehen viele unbehandelte Lebensmittel wie gesundes Fleisch, viel Gemüse, frisches Obst, sowie unbehandelte Nüsse und Samen und gesunde Fette auf dem Speiseplan. Behandelte und verarbeitete Lebensmittel sind in der Steinzeitdiät tabu, aber auch raffinierter Zucker, Milch, Hülsenfrüchte, Transfette und Getreideerzeugnisse wie Mehl und Brot.

Bei dieser Ernährungsform ist jedoch Vorsicht geboten. Meine neueste Entdeckung: Wassermelonen! Ich dachte, diese wären auf der Save-food-Liste. Leider musste ich da eine gegenteilige Erfahrung machen. Denn zur Sommerzeit fühlte ich mich in einen schweren Schub zurückversetzt. Deutlich erhöhter Stuhldruck, wieder viel mehr Blut in der Schüssel. Lange habe ich hin und her überlegt, woran das nur liegen könnte, da ich mich akribisch mit allen Faktoren auseinandersetze. Wie schnell sich meine Beschwerden besserten, sobald ich die Wassermelonen wegließ, war für mich mehr als Beweis genug, dass die Ernährung definitiv einen Einfluss auf mein Wohlbefinden hat. Die Schwierigkeit liegt einfach darin, herauszufinden, was man essen kann und was eben nicht. Das ist individuell und erklärt so vielleicht auch, warum es zu diesem Thema keine aussagekräftigen Studien gibt.

MEIN PERSÖNLICHER SPEISEPLAN

Grundsätzlich bedeutet das für mich: Nichts Süßes, keine Teigwaren, kein Brot, keine Würste oder Aufschnitt, grundsätzlich keine verarbeiteten Lebensmittel. Ach, ich verzichte auf so vieles. Schnell kommt die Frage auf:

Was isst man dann überhaupt noch?

Zum Frühstück esse ich jeweils zwei Bananen in Raclette-Käse mit Kurkuma gewürzt, oder ich werfe vier Eier und zwei Bananen in einen Mixer und brate diese Masse wie ein Rührei an. Köstlich! Ehrlich wahr. Mir schmeckt das.

Zu Mittag habe ich das Glück, mich über eine umfangreiche Auswahl in der Kantine freuen zu dürfen. Für mich gibt es meist ein Stück Fleisch mit diversem gekochtem Gemüse und einer Suppe. Oft esse ich eine große Portion Suppe in der Mensa und nehme mir den Rest mit nach Hause als Abendessen. So muss ich nicht selber kochen.

Als »Snacks« gibt es für mich Früchte. Aber auch da muss ich aufpassen. Gut vertrage ich: Mango, Bananen und Heidelbeeren. So komme ich relativ gut durch den Tag.

MEIN TIPP FÜR DICH ALS COLITIS-ULCEROSA-BETROFFENER

Grundsätzlich würde ich dir raten, halte dich an die SCD- oder Paleodiät. Da dies kein Ernährungsberater werden soll, traue ich dir zu, dass du dir alles Weitere dazu selbst ergoogeln kannst.

Was hingegen für mich eine besondere Herausforderung darstellt, ist die Umsetzung. Was, wenn die Kantine geschlossen hat und ich mich tatsächlich selbst um die Zubereitung meines Essens kümmern muss? Ich kann ja nicht jeden Tag ins Restaurant.

Da habe ich mittlerweile auch so meine Routine entwickelt. Hierbei muss es vor allem eines sein: Es muss einfach und schnell gehen. Ich bin nicht der Typ, der stundenlang in der Küche steht. Dafür fehlt mir die Passion. Kochen ist mir fremd. Aber es gibt tatsächlich das eine oder andere, dass auch ich kinderleicht zubereiten kann. Zum Beispiel ein halbes Hähnchen. Warm, fix fertig im Supermarkt abholen, essen, fertig.

Gefrorenes Gartengemüse kaufen. Ein Stück Rindfleisch oder Hackfleisch dazu, würzen, fertig.

Möhrensuppe. Wasser in Pfanne, Möhren rein, etwas würzen, 20 Minuten kochen, Stabmixer, fertig.

Eine Omelette bekomme ich übrigens auch noch so irgendwie hin.

Kurz gesagt, es ist gar nicht so schwierig, schnell und gesund etwas rauszuhauen. Ein bisschen Kreativität, und dann wird es vielleicht sogar gut. Da habe ich auf jeden Fall noch viel Luft nach oben.

Ich vermisse natürlich eine feine Pizza, Burger oder Pasta. Sich einfach ein leckeres Sandwich hinter die Kiemen zu stoßen ist ebenfalls nicht mehr drin.

Eine weitere Umstellung sind die Getränke: Stilles Wasser und Tee. Alles andere macht bloß unnötig Theater.

Guten Appetit.

KAPITEL 15

SELBSTMEDIKATION

Zum dritten Mal aus der Klapse entlassen, wollte ich endlich clean bleiben. Draußen bleiben. Zurück in ein lebenswertes Leben, das aufrecht ging und nicht wieder einknicken würde. Tschüss, Adieu, auf Nimmerwiedersehen hatte ich der sich zügig schließenden Eingangspforte des Unispitals Zürich zugewunken.

Okay, ich war nicht ganz so cool, hatte mehr Angst vor einem baldigen Wiedersehen als El Chapo, der wieder mal aus einem Knast geflüchtet war. Meine Eisenkugel hatte ich leider mitnehmen müssen. Nur war sie nicht mehr ganz so schwer. Aber es schien mir erneut nur eine Frage der Zeit zu sein.

»KÄMPFEN, ÜBERWINDEN, LEBEN!«

Dieses Mantra stellte sich »unheilbar« entgegen. Der Wunsch nach Nervenstärke und Toilettenbürsten aus Stahl, um noch ein letztes Stück Hoffnung aus der Kloschüssel zu kratzen, ließ mich dann alles, aber wirklich alles ausprobieren, um doch noch eine permanentere Lösung für meine Krankheit zu finden.

Angetrieben wurde ich von Erzählungen von Spontanheilungen, Remissionen, Beschwerdefreiheiten, die dem nicht zu erreichenden »Clear-Status« eines Scientologen oder der Erleuchtung eines spirituellen Lehrers glichen. Diese in scharfem Dijonsenf getünchte Bratwurst wedelte verführerisch vor meinen Augen und ließ mich galoppieren. Sie tummelten sich geradezu in den Onlineforen, schrien »Remission«, und sorgten dafür, dass ich meine Hoffnung nicht ganz die Kanalisation herunterspülte.

Ich lief die ganze Meile. Habe alles ausprobiert, was an mich herangetragen wurde oder ich selbst entdeckt hatte. Von Heilung mit Handauflegen über Magnetfeldtherapie und Manukahonig bis zu Akupunktur und Hypnose – jedoch möchte ich an dieser Stelle mehr auf Dinge eingehen, die mir tatsächlich einen nachhaltigen Nutzen gebracht haben. Sei das aus der Schulmedizin oder dem alternativen Heilungsweg.

Zu Beginn ahnte ich nicht, wie wichtig der alternative Heilungsweg für mich einmal sein würde. Der Glaube an das Gute spielte hierbei eine wichtige Rolle. An was du glaubst, ist völlig egal. Hauptsache du glaubst und weißt, dass du hier irgendwie wieder heil rauskommst.

Ich habe es mir leicht gemacht, fand ein gutes, altes Hausmittelchen: Gott!

Ich fing tatsächlich wieder an zu beten. Ja, es hat mir etwas gebracht! Im Gebet fühlte ich mich aufgehoben. Diese mentale Auseinandersetzung hat mir geholfen. Mein Gott steht mir bei, und er schaut, dass es mir immer besser geht. Es war eben doch ein Jakobsweg.

DAS »LEIDIGE« CORTISON

Bevor du nun aber dieses Buch fauchend in die Ecke wirfst, gleich zum härteren Stoff aus der Schulmedizin, ohne den es meines Erachtens auch nicht geht. Cortison!

Zu Spitzenzeiten wurden mir 80 Milligramm intravenös verabreicht. Cortison ist ein echter Schweinehund! Dein Freund und Feind zugleich. Neben einer Verbesserung des allgemeinen Zustands bedeutet das leider auch einen aufgedunsenen Kopf und Gewichtszunahme. Richtig spannend wird das Absetzen. In meinem Fall eine Tortur. Entzugserscheinungen, Stimmungsschwankungen und stärkere andere Symptome.

Es war ein Kampf. Es IST ein Kampf – ich habe ihn bis heute noch nicht gewonnen. Aber ich bin innerhalb von zwei Jahren von 80 Milligramm auf 2,5 Milligramm runtergekommen. Das feiere ich als Erfolg. Ich sehe es sogar als realistisch, in absehbarer Zeit ganz vom Cortison wegzukommen. Der Weg dorthin ist steinig. »Stimmungsschwankungen« klingt harmlos. In meinem Fall stecken neben den üblichen Symptomen Wutausbrüche und depressive Phasen dahinter.

Ich weiß nicht, ob es möglich ist, einen gesunden Umgang damit zu finden. Mir war es nicht möglich. Also machte ich mich auf die Suche nach Alternativen. Die folgenden Zeilen sind definitiv keine Empfehlung, sondern beschreiben vielmehr meinen ganz eigenen Weg.

KRATOM

Ich machte mich auf die Suche nach Stimmungsaufhellern. Nach Möglichkeiten meine Cortison bedingten Entzugsbeschwerden, meine Antriebslosigkeit wieder in Schwung zu bringen. Google und diverse Colitis-ulcerosa-Onlineforen, in denen ich aktiv war, halfen mir dabei. Ein Tanz mit dem Teufel.

Kratom! Ein Gefühl, als wäre ich nach langem Steineklopfen auf Gold gestoßen! Kratom reduzierte meine Stuhlgänge deutlich, und die stimmungsaufhellende Wirkung ließ mich nach langer Zeit im Tal der Tränen wieder euphorisch werden! Aufmerksam wurde ich auf das grüne Pulver auf der Internetplattform Reddit. Als »Game Changer« für alle Colitis-ulcerosa-Patienten wurde es angepriesen. Vor allem für die Amerikaner, die durch die Obama-Care-Maschen gefallen sind.

Legal, illegal, scheißegal. Die Rechtslage um Kratom ist in der Schweiz schwammig. Als Medizin ist es nicht zugelassen. Der Kauf und Besitz ist jedoch völlig legal. Man müsste aber beweisen können, dass man Kratom nicht konsumiert, sondern es zum Beispiel als Färbe- oder Räuchermittel verwendet.

»Not for human consumption« steht in großen Lettern auf der Verpackung. Leider hilft das auch nicht davor, dass die Kratomlieferung hin und wieder von der Schweizer Zollbehörde abgefangen wird. So kam es bei mir zu einem Telefonat mit der Kantonspolizei Zürich. Ich machte jedoch keine Umschweife, und erklärte, dass mich dieses Pulver bei meiner chronischen Darmkrankheit unterstützte. Leider hatte das forensische Institut die Substanz als gefährlich eingestuft. Ich könne zwar dagegen klagen, aber der Aufwand lohne sich da kaum. Also wurde meine Lieferung verbrannt.

Klar, man kann Kratompulver auch bei einem Schweizer Händler bestellen, doch die Preise in Holland sind deutlich moderater. Da kann man ruhig das Risiko eingehen, dass mal was am Zoll hängen bleibt.

Bevor ich aber für manche nun wirklich zum El Chapo werde: Was ist dieses Kratomzeugs wirklich konkret?

Kratom ist eine Heilpflanze aus Südostasien und stammt aus derselben Familie wie der Kaffeebaum (Rubiaceae). Kratom ist in den meisten Ländern legal und darf auch konsumiert werden. Ein paar Grundinformationen: Die Sorten werden in rot, grün und weiß unterteilt. Grundsätzlich wirkt das rote Pulver beruhigend, sedierend und schmerzlindernd. Grünes Kratom ist stimulierender als das rote. Die Wirkung sollte auch etwas länger andauern. Weißes Kratom gibt dir mehr Energie und hebt die

Stimmung an. Maeng-Da-Kratom ist konzentrierter, wirkt daher etwas stärker und länger. Das ist tatsächlich nur eine sehr grobe Beschreibung. Um es zu verkomplizieren, reagiert jede Körperchemie anders. Bedeutet, jeder kann seine eigenen Erfahrungen machen, welches Kratomprodukt für ihn und seine Bedürfnisse am besten funktioniert. Das kann sich im Verlauf des Konsums auch wieder ändern. An Farben und Herkunftsländern mangelt es nicht. Die Nebenwirkung von der ich als Colitis-ulcerosa-Patient am meisten profitiere: Es verstopft. Da kann Imodium im Vergleich einfach nicht mithalten.

WIE KONSUMIERE ICH KRATOM?

Als erstes brauchte ich eine Milligramm-Waage. Es ist wirklich wichtig, dass ich einen Überblick über meinen Konsum habe. Ich nutze meist die »toss and wash«-Methode. Ich platziere das Pulver auf einem kleinen Stück Papier, werfe es ein und spüle es dann mit Wasser herunter. Es schmeckt abscheulich. Rüttelt dich und schüttelt dich.

Vor allem kann sich das Pulver verklumpen und in deinem Rachen hängen bleiben. Deshalb bevorzuge ich es hin und wieder, das Pulver in einer Tasse mit heißem Wasser aufzulösen. Im kalten Wasser löst sich das Pulver leider nicht recht auf. Das schmeckt ebenfalls abscheulich, löst aber das Problem des Verklumpens.

Nach gut 20 Minuten setzt die Wirkung ein. Mein Bauch beruhigt sich, meine Stimmung hebt sich deutlich an, ich verspüre Lebenslust, und habe einen positiveren Ausblick auf das Leben. Für mich eine Wunderdroge. Am liebsten wäre ich jeden Tag rund um die Uhr auf Kratom.

Da sind wir auch schon bei den Schwierigkeiten, die dir Kratom machen kann. Ich bin in eine Abhängigkeit gerutscht. Es gibt tatsächlich bis heute überzeugte Kratomanhänger, die eine Suchtgefahr bestreiten. Das Pulver sei vergleichbar mit Kaffee. Eine Koffeinabhängigkeit würde deutlich größere Beschwerden auslösen.

Das habe ich anders erlebt. An diesem Punkt muss ich vielleicht noch erwähnen, dass ich Kaffee, Koffein überhaupt nicht mehr vertrage. Ich habe Kaffee geliebt. Es war mein Lebenselixier. Nun lässt mich eine Tasse sofort auf die Toilette stürmen und so schnell nicht mehr runterkommen.

Meine neue Lieblingsdroge ließ mich die Dosis Schritt für Schritt erhöhen. Aus einmal pro Woche 2,5 Gramm wurde ein täglicher Konsum. Aus zweimal täglich wurde schnell dreimal pro Tag je 5 Gramm. Ich plante meinen ganzen Tag um den Kratomkonsum herum, da sich die Wirkung nur auf leeren Magen so richtig entfalten kann.

Wenn ich dann einmal eine Dosis ausließ, hatte ich es unvermittelt mit Entzugssymptomen zu tun. Ich spürte ein generelles Unwohlsein, abends das »Restless-legs-Syndrom«, war unkonzentriert und konnte mich nur durch eine weitere Dosis beruhigen.

Die Kratomcommunity wollte mir tatsächlich weismachen, dass diese Beschwerden nicht vom Kratom, sondern von meiner Krankheit stammten. Das sei die Krankheit, die durchdringe. Ohne Kratom sei es noch viel schlimmer. Das war es auch. Ich hatte Mühe, das alles in Relation zu setzen. Auf der einen Seite werde ich von der Schulmedizin mit Immunsuppressiva und Cortison vollgepumpt. Per se genommen auch eine Art von Drogen. Da kann dieses natürliche Supplement doch nicht den Weltuntergang bedeuten.

Da hatte ich mich scheinbar getäuscht. Irgendwann funktionierte mein Kratom nicht mehr so toll. Um die gewünschten Effekte zu erreichen, musste ich die Dosis erhöhen. Ein Teufelskreis. Die anfängliche Euphorie war verflogen. Irgendwann brauchte ich Kratom, um mich einigermaßen normal zu fühlen. Der Entzug war schwierig und ähnelte dem Cortisonentzug. Weil ich immunsupprimiert bin, bin ich auch anfällig auf diverse Viren. So hatte mich dann auch tatsächlich der Norovirus erwischt.

Es lief aus allen Löchern. Diese Misere nahm ich auch gleich zum Anlass, mir Kratom zu entziehen. Wie schlau das war, weiß ich nicht. Ich kann mich nicht erinnern, wann es mir das letzte Mal so schlecht gegangen war.

Zittern, frieren, kotzen, scheißen. Einmal Hölle und zurück.

Nach fünf Tagen Hölle war ich vom Kratom entzogen, kam langsam wieder zu Kräften und fand mich mit den üblichen Colitis-ulcerosa-Symptomen wieder. Immer noch scheiße, aber wenigstens nicht mehr von Kratom abhängig.

Schnell versuchte ich, einen sinnvollen Umgang damit zu finden. Der liegt nun bei 2 Gramm einmal pro Woche, wenn ich das Gefühl habe, es wirklich zu brauchen. Wichtig dabei ist, die Sorte zu rotieren, um meine Toleranz im Zaum zu halten. Einfach ist das nicht. Denn der Kopf weiß: je mehr Kratom, desto mehr Erholung von den Symptomen, die dann aber leider auch wieder zurückkehren. Trotzdem, jetzt wo ich mich mit Kratom eingependelt habe, bin ich froh, diese Substanz in mein Leben gelassen zu haben.

Dennoch weiß ich bis heute nicht, ob sich hinter Kratom ein Wolf im Schafspelz versteckt. Sei dir bewusst, dass einige der Alkaloide in Kratom Immunbooster oder Immunmodulatoren sein können. Aus diesem Grund sollten Leute mit chronischen

Autoimmunerkrankungen ihre Hausaufgaben machen und vielleicht sogar mit ihren Ärzten diskutieren, wie ihre Medikamente miteinander interagieren. Diesen Rat sollte ich mir selbst zu Herzen nehmen …

SYSTEMOPTIMIERUNG

Ich hatte mich nie sonderlich dem Thema »Optimierung« gewidmet. Nun aber, wo ich positive Erfahrungen mit Schmerzmitteln und Ähnlichem gemacht hatte, war ich richtig angefressen. Schnell fand ich mich im breiten Feld der Nootropika wieder. Ich versprach mir, dadurch nicht nur meine kognitiven Fähigkeiten zu verbessern, sondern auch aktiv gegen meine Symptome vorzugehen.

Klar, das ist nicht die feine englische Art, sich ohne ärztliche Absprache Substanzen aus dem Internet zu bestellen und herumzuexperimentieren. Doch Kratom hatte es geschafft, mich gesellschaftsfähiger zu machen. Ich konnte dank dem Zeugs endlich abends ein paar Stunden weg, ohne die Panik im Nacken, mir in die Hosen zu kacken.

Da ich diese Substanz quasi selbst entdeckt hatte, war ich überzeugt davon, dass es noch mehr in dieser Richtung geben würde. Das gibt es auch! Die Grenzen zwischen Nootropika und bewusstseinserweiternden Stoffe verschwimmen. Klar, Marihuana soll auch bei Colitis ulcerosa helfen. Mit dem Kiffen hatte ich jedoch immer so meine liebe Mühe. Schnell wurde ich paranoid und hatte Angstzustände. Vor allem entzog es mir Energie. Das Gegenteil von dem, was ich wollte.

Mein einziger Wunsch: Endlich wieder auf die Beine zu kommen. Also habe ich es auch mit hochdosiertem CBD-Öl (ein völlig legales Öl, das aus den Blättern und Blüten der Hanfpflanze hergestellt wird) versucht. Ziemlich teuer. Die Effekte waren, wenn überhaupt, kaum spürbar.

RAUCHEN

Rauchen soll für Colitis-ulcerosa-Patienten nicht so schädlich sein wie für Morbus-Crohn-Betroffene. Scheinbar fallen auch einige Ex-Raucher nach ihrem Entzug in eine Colitis ulcerosa. Dann hat man den Salat. Ein schlechter Tausch. Da teerst du dir lieber beide Lungenflügel zu. Natürlich habe ich das auch probiert. Rauchen hat meiner Colitis in der Schubphase nicht geschadet. Im Gegenteil. Es war eine willkommene Abwechslung. Kurze Entspannung. Aber eine Empfehlung dafür kann ich hier nicht abgeben. Ich habe mich zu einem späteren Zeitpunkt entschieden, meine abendliche Zigarette wegzulassen. Eine vernünftige Entscheidung. Nun lebe ich rauchfrei.

PHENIBUT

Meine Offenheit gegenüber neuen Substanzen führte mich später zu Phenibut. Phenibut wurde in den 1960er-Jahren in der ehemaligen Sowjetunion »entdeckt«. Die russische Raumfahrtbehörde benutzte den Stoff schließlich, damit ihre Astronauten mit der Schwerelosigkeit im All besser klar kamen.

Was ich mit Phenibut wollte? Spaß! Da ich Alkohol ganz und gar nicht mehr vertrug, brauchte ich auch da eine Alternative. Phenibut hielt tatsächlich, was es versprach. Meine Stimmung hob sich deutlich an, und ich fühlte mich ein wenig wie angesoffen. Ohne die ganze Tapsigkeit und ohne das Lallen, was man vom Alkohol her kennt. Ich war einfach irgendwie gut drauf. Der Mischkonsum von Phenibut und Kratom gab mir ein Gefühl von Zufriedenheit.

WAS ZIEHE ICH BLOSS AN?

Wie man unschwer erkennen kann, war ich nicht bereit, mich einfach meinem Schicksal zu ergeben. So konnte ich auch wieder einer geregelten Arbeit nachgehen. Am Wochenende setzte ich mich als Hochzeits-DJ hinter meinen Mixer. Immer mit dabei: Ersatzunterhosen. Ein Einsatz als Hochzeits-DJ ist zwar fair bezahlt, bedeutet aber auch nicht selten zehn Stunden Präsenzzeit. Mindestens ein unglückliches Erlebnis stand also fix auf dem Programm.

Ja, Musik ist meine Leidenschaft, und ich konnte nach meiner langen Arbeit fürs Musikfernsehen und Radio auf ein riesiges Repertoire zurückgreifen – meine Herausforderung war deshalb eine ganz andere. Die Herausforderung bestand darin, den sozialen Voraussetzungen zu genügen. Dazu musste ich tief in die Trickkiste greifen.

Auflegen in einem Anzug? Unmöglich. Im Notfall müssen die Hosen so schnell wie möglich runter. Da zählte jede Sekunde. In Anzughosen hatte man sofort verloren. Zu oft bin ich schon an Knopf und Gürtel gescheitert. Scheitern nimmt in diesem Fall eine Dimension an, die man sich nicht genauer vorstellen möchte.

Im »Star World Enterprise«-Faschingsladen stieß ich auf einen Trainingsanzug, der einen schicken Anzug aufgemalt hatte. Inklusive Fliege mit Klettverschluss. Dieser Anzug wurde mein Markenzeichen. Für das Tragen dieses Zwirns sollte ich so manche Komplimente erhalten.

Du als Leser dieses Buchs weißt jetzt auch, weshalb ich diesen trage. Was ich bis heute nicht verstehe: warum das auch gesunde Menschen tun.

Aus offensichtlichen Gründen bin ich locker und leger gekleidet. Ich trage meist Jogginghose und Slipper. Karl Lagerfeld sagte einmal: Wer Jogginghosen trägt, hat die Kontrolle über sein Leben verloren. Damit hat er recht.

Die Slipper erfüllen ebenfalls einen passenden Effekt. Das schnelle Ein- und Aussteigen bringt auch auf der Toilette den nötigen Vorteil. Wer denkt, dass ich wie ein Normalo auf der Toilettenschüssel hocke, hat weit gefehlt. Durch stundenlanges Training und Stilstudie habe ich meine ganz eigene Haltung entwickelt. Ich steige auf den Toilettenring, gehe in die Hocke und balanciere mich aus. Das ermöglicht einen beinahe schmerzfreien Abgang.

PHENIBUT – JA ODER NEIN?

Wo war ich stehen geblieben? Ach ja, Phenibut! Phenibut besitzt ein hohes Suchtpotenzial, und ich hatte den Konsum erfolgreich auf einmal pro Woche beschränkt. Auf mich wirkte Phenibut nicht nur angstlösend, sondern versetzte mich in richtig gute Stimmung. Ich konnte ohne jegliche Scham drauflosplappern und fühlte mich befreit.

Auch der Phenibutschlaf war göttlich. Endlich wieder durchschlafen, und am nächsten Tag verspürte ich keinen Kater, sondern einen angenehmen »Afterglow«, ein sanftes Nachglühen. Leider ließ mich das Phenibut zu sehr entspannen. So hatte ich noch weniger Kontrolle über meinen Stuhlgang, und der eh schon deutlich rot gefärbte Stuhlgang sah noch mehr nach Splattermovie aus.

Phenibut ist deshalb für Colitis-ulcerosa-Patienten definitiv nicht empfehlenswert! Irgendwann mochte ich dann dieses Gefühl nicht mehr. Vor allem habe ich mich auf Phenibut deutlich öfters eingeschissen. Dies zu vermeiden hat bis heute oberste Priorität.

TIANEPTIN

Kurz darauf begann ich, mit Tianeptin zu experimentieren. Tianeptin verursacht, ähnlich Kratom, neben den stimulierenden Effekten Verstopfung. Was mir als Colitis-ulcerosa-Patient natürlich entgegenkommt. Dazu war es ein Stimmungsaufheller. Ich konnte genervt und fertig mit der Welt in meinem Sofastuhl liegen, aber nach 12,5 Milligramm Tianeptin war mein Ausblick deutlich positiver, die Laune gehoben, und ich war wieder gesellschaftsfähig.

Tianeptin ist jedoch ebenfalls eine Substanz, die ich nachträglich nicht empfehlen kann. Auch hier ist das Suchtpotenzial groß und an die Wirkung, die mir Kratom zu bieten hatte, kam Tianeptin einfach nicht heran.

MODAFINIL

Mit dieser täglichen Niedergeschlagenheit hatte ich offensichtlich so meine Mühe. Also landete ich über kurze Umwege bei Modafinil mit Alpha GPC. Modafinil braucht man zur Behandlung der Schlafkrankheit Narkolepsie. Es machte genau das, was es machen soll: Wach! Endlich hatte ich die Energie, all die Sachen zu erledigen, die mir immer schwer auf dem Magen lagen. War das Wäsche waschen, Küche aufräumen oder mich bei der Arbeit bei repetitiven Prozessen zu fokussieren. Das war endlich möglich. Mit einer faszinierenden Klarheit. Laserfokus! Einmal pro Woche, jeden Montag, um so in die Woche zu starten, wie ich das von mir erwarte.

Klar, es ist abscheulich, dass ich auf psychoaktive Substanzen zurückgreife, um eine Leistung zu erbringen, die ich schlichtweg nicht mehr schaffe. Trotzdem gibt mir das ein großes Stück Lebensqualität und schützt mich vor diesem großem Wort, das wie ein weiteres Damoklesschwert über mir schwebt: Depression.

Vor ihr habe ich große Angst. Ich hatte schon einmal daran geschnuppert und weiß, was das bedeutet. Es ist für mich eine enorme Herausforderung, zwischen Durchfällen und Niedergeschlagenheit meine Psyche im Gleichgewicht zu halten. Damit bin ich nicht allein. Die negativen psychosozialen Auswirkungen meiner Krankheit sind immens. Im Beruf, bei Freizeitaktivitäten, in der Partnerschaft, in einfach allen Bereichen.

Ich möchte hier nochmals betonen, dass ich nicht zur Selbstmedikation aufrufe. Ich konnte mich mit meiner Diagnose nur schwer abfinden, und ich weiß, dass man sich über die weite Welt des Internets so einige Substanzen nach Hause liefern kann. Ich wollte mich und meinen Körper optimieren. Das ist mir zu einem bestimmten Grad mit Kratom und Modafinil gelungen. Wer jedoch suchtanfällig ist, sollte besser die Finger davon lassen.

KINESIOLOGIE

Mit der Zeit entfernte ich mich von der Idee, mit Psychopharmaka gegen meine Symptome vorzugehen. Ich wollte direkt an meinem Körper für meinen Körper arbeiten. Meine erste Station war die Kinesiologie. TCM-Akupunktur. Den Akt des Nadelstechens empfand ich nicht als sonderlich entspannend. Zu dieser Zeit hatte ich auch plötzlich mit enormen Gliederschmerzen zu kämpfen.

Ich erinnere mich an den Morgen des 1. Aprils 2016. Ein Konzert mit meiner Punkband stand auf dem Plan. Ein weiteres Vergnügen, das ich versuchte zurück in mein Leben zu holen. Zusammen mit »Rasta Knast« sollten wir am Abend auf der Bühne stehen. Ich fühlte mich an diesem Morgen wie ein gebrechlicher Opa mit zittrigem Krückstock, der vom Lastwagen überrollt wurde. Ich konnte mich teilweise kaum noch bewegen. Wie um Himmels willen sollte ich am selben Abend das Konzert spielen, auf das wir uns alle so gefreut hatten? Ich wollte mich von meiner Krankheit keinesfalls in die Schranken weisen lassen. Also griff ich zum Telefon und rief meinen behandelnden Arzt an.

»Mir ist völlig egal, was ihr mir spritzen müsst. Ich will heute das Konzert spielen.«

Obwohl ich selbst kaum daran geglaubt hatte, es war möglich! Eine hohe Dosis Cortison intravenös und Tramadol verdrängten den Schmerz. An diesem Abend stand ich als Wunder der Medizin auf dieser Bühne. Ob es Spaß gemacht hat? Es war ein Abenteuer! Den Gedanken, meine Jungs im Stich zu lassen, auch wenn sie es verstanden hätten, konnte ich nicht akzeptieren. Heute bin ich froh, dass es ich gemacht habe.

ANTIENTZÜNDLICHE SUPPLEMENTS

Tramadol und Schmerztabletten versuchte ich nur im Notfall einzusetzen, da ich das Gefühl hatte, mit Kratom eine bessere Alternative gefunden zu haben. Von der Kinesiologie hatte ich auch eine antientzündliche »Gewürzmischung« erhalten. Die war ziemlich teuer, aber ich hatte tatsächlich das Gefühl, dass die mir etwas bringt.

Die gut 100 Franken pro Sitzung inklusive »Gewürzmischung« wollte ich mir jedoch sparen. Also machte ich mich selbst schlau, welche Supplements antientzündlich wirken. Da gibt es eine ganze Palette. Ganz oben steht Kurkuma. Dieses Pulver wird als Allzweckwaffe angepriesen und sollte fortan fixer Bestandteil meiner Ernährung werden. Neben den üblichen Kurkumakapseln würzte habe ich so ziemlich alles mit Kurkuma was bei mir über den Esstisch ging. Zu Beginn eher gewöhnungsbedürftig.

Neben Kurkuma gab es nun Aroniabeerenextrakt, Glutamin, Fischkapseln, Algenpräparate, und alles was der antientzündliche Pillenmarkt so zu bieten hat. Das Ganze ist sehr umstritten. Halten diese Pillen tatsächlich, was sie versprechen? Oder sind sie am Ende sogar gefährlich? Besonders die hoch angepriesenen Weihrauchpräparate oder eben die Süßwasseralge in Pillenform sollen ihrem guten Ruf nicht gerecht werden. Teilweise wären diese sogar schädlich.

WAS DENN NUN?

Als Colitis-ulcerosa-Erkrankter ist man eines ziemlich schnell: Total verwirrt! Was soll ich überhaupt noch glauben? Mit kranken Menschen und der Hoffnung auf Heilung lässt sich leider auch viel Geld machen. Das Feld der Scharlatane, denen man auf den Leim gehen kann, ist breit. Sehr breit. Verschlimmert durch die Tatsache, dass diese »Scharlatane« tatsächlich an ihre eigene Quacksalberei glauben. Das Internet ist voll von Menschen, die behaupten Colitis ulcerosa heilen zu können. Mit Darmsanierungen, Olivenöl oder Rohmilch.

Es ist wirklich ein Dschungel. Aber besser einmal drin gewesen zu sein und vielleicht sogar etwas zu finden, als einfach nur draußen zu warten. Die Orientierung nicht zu verlieren, das ist dann eine ganz besondere Herausforderung. Vor allem wenn die Ansätze sich diametral unterscheiden. Irgendwann muss man sich für einen Weg entscheiden und diesen mit Überzeugung antreten. Dass man sich hierbei mit seinem behandelnden Arzt absprechen sollte, versteht sich von selbst. Von Experimenten rate ich grundsätzlich ab. Nicht dass man sich am Ende mit einem Stuhltransplantations-Starterkit in einem schmuddeligen Bahnhofsklo wiederfindet. Von der Verzweiflung getrieben versuchte ich, mich mit Nahrungsergänzungsshakes über Wasser zu halten. Das Resultat: ich war ständig gereizt. Und plötzlich war er da! Der Wunsch nach einer Pille, die das Essen überflüssig macht!

IMMER SCHÖN IN BEWEGUNG BLEIBEN!

Bewegung empfinde ich in meinem Heilungsprozess als essenziell. Ich habe das große Glück, bei mir ums Eck ein Fitnesscenter gefunden zu haben, in dem mich ein Trainer bei meinem Heilungsprozess unterstützt. Gemeinsam haben wir schon etliche Auf und Abs durchgemacht. Der Kampf und der Glaube an das Gute gehen aber immer weiter.

Ich versuche, mindestens dreimal pro Woche für eine Stunde ins Schwitzen zu kommen. Neben dem Sport ist auch der soziale Aspekt nicht zu unterschätzen. Man geht irgendwohin, trifft neue Leute, die vielleicht sogar zu Freunden werden.

Das Bild von der »Muckibude« ist absolut überholt. Zu Recherchezwecken für dieses Buch schleppte ich Marc in ein Training mit. Seine negativ behafteten Vorurteile waren schnell über Bord geworfen, und nach dem Training meinte er im Whirlpool zu mir: »So was würde mir wirklich auch guttun!«

Da hat er recht. Fitness tut jedem gut. Egal ob groß, klein, dick, dünn, stark, schwach. Denn so eine Fitnessstunde ist viel mehr als im Hampelmann auf und ab zu hüpfen. Das ist Psychohygiene. Es lässt meine Gedanken zur Ruhe kommen. Wenn ich einen sieben Kilo schweren Medizinball hochstemme, gibt es nicht viel mehr als mich und diesen Medizinball. Ich bin weit weg vom Weltschmerz.

Dieser Gang ins Fitnesscenter erinnert ein Stück weit an den Gang zum Psychologen. Ersetzt diesen aber nicht. Eine Gesprächstherapie war fixer Bestandteil meines Genesungsprozesses. Auch wenn ich mich manchmal über die Parkhaus- und Bahnhofstoilette zur Praxistoilette retten musste, war es die Strapazen wert. Eine Heilung findet ganzheitlich statt. Bei meinem Psychologen hatte ich einen Raum gefunden, wo ich all das rauslassen konnte, was mein verwirrter, kranker Kopf mir vorsetzt. Gemeinsam diese Verwirrungen in einen Kontext zu bringen. Ein wichtiger Aspekt.

STRESSBEWÄLTIGUNG

Mehr als bloß ein Stichwort. Stress in jeglicher Form verschlimmert meine Symptome. Nur lässt sich dieser in einem Leben, das gelebt werden will, nicht vermeiden. Ein Leben in Watte gepackt ist kein Leben. Wo gelebt wird, gibt es Reibung.

Hahaha, Reibung. Das klingt geil. Obwohl ich davon in meiner Krankheitsphase sehr wenig hatte. Die Lust auf Sexualität war verflogen. Mein Körpergefühl im Grunde ein anderes. Die Flammen loderten oberhalb des Genitalbereichs im Dickdarm so stark, dass für die Libido nur noch Rauch und Asche übrig war. Trotzdem, körperliche Wärme und Zuneigung sind Balsam für die Colitis-ulcerosa-Seele. Ich hatte das Glück, da gut aufgestellt zu sein. Aber optimieren kann man immer.

Umso schöner, dass ich für mich »Craniosacrale« entdeckt habe. Dass mich diese Therapie so stark bei meinem Heilungsprozess unterstützen würde, hatte ich zu Beginn nicht gedacht. Einfach alles ausprobieren! Es ist der Wahnsinn, wie entspannt ich da mittlerweile abtauchen kann. Die Effekte bekomme ich prompt zu spüren. Weniger Bauchziehen, viel weniger Rumoren in der Bauchgegend und ein deutlich verbesserter Allgemeinzustand.

Was ich alles auf dieser gepolsterten Bahre abwerfen kann, ist beachtlich. Obwohl es sich nur um sehr sanfte Berührungen handelt. Ich habe das Gefühl, meinem gesamten Nervensystem einen Reboot zu gönnen. Ich empfehle jedem Colitis-ulcerosa-Kranken, die für ihn passende Entspannungstherapie zu finden. Das hilft.

Ansonsten, viel Spaß im Dschungel!

KAPITEL 16

IM FOCUS

Seelenklempner

Ständig muss ich daran denken
Sollte mir wohl Rosen schenken
Auf der Karte steht „Nur Mut"
Die Unterschrift mit meinem Blut
Millionenfrage, Günter Jauch
Die Antwort kommt aus meinem Bauch
Schwarz-Weiß-Malerei
Aufgeräumte Sauerei
Zielen, werfen, Boomerang
Hippie-Woodstock-Veteran
Börsenmakler-Supermann
Erster Platz im Vorprogramm!
Den Druck, den du dir selber machst
Schmerzt vor allem, wenn du lachst
Als Opfer deiner Fantasie
Seelentrauma, Lethargie
Wie viel Kerosin wollt ihr noch trinken?
Und wie tief soll ich noch sinken?
Was kostet ein Stehaufmännchen

Im wilden Windkanal?
Was kostet die Fußgängerzone auf der Autobahn?
Was willst du für das zarte Stück vom feinen Rinderwahn?
Und wer bezahlt den Klempner
ohne Wasserhahn?
Frieren, Zittern, Todesangst
Als die Seele Striptease tanzt
Spiegelbild den Krieg erklären
Wahrheit keinen Platz gewähren.
Ganz egal, wohin du gehst
Erinnerung, die du durchlebst
Füllt dich jetzt von innen aus
Blockade, Schluss jetzt! Bitte raus!
Hürdenspringer, Fuß verstaucht
Wo ein Freund, wenn man ihn braucht?
Sturzflug, Land in Sicht,
Erkennst du denn nicht mein Gesicht?
Deinen Weg mit Einsicht pflastern
Nicht sortieren, sondern rastern
Schenk dir Maslows Pyramide
Jenna Jameson ist frigide!
... und die Angst sitzt im Genick!
Schnurr, Seil, Schlinge, Strick!

Der Dschungel der Alternativen war nur ein Weg von vielen. Ich suchte nach dem richtigen Hebel, um diese Scheißkrankheit aus mir herauszuspülen. Eine Krankheit, die mich fest im Würgegriff hatte. Das Atmen fiel mir schwer. So fühlt es sich wohl an, wenn man weg vom Fenster ist. Man so langsam entgleitet. Ich lebte mein Stück Albtraum. Scheitern, das war ich gewohnt. Ich das Stehaufmännchen im Windkanal. Aber wenn Aufstehen nicht mehr geht, wenn die Grundlage fehlt, wenn der Körper streikt – dann wird dir klar, dass deine körperliche Gesundheit höchstes Gut ist. Das war mir vorher nicht bewusst. Mein Körper, mein Tempel? Eher mein Körper, meine Abrissbude. Der Entertainer Andy Richter hatte einen schönen Tweet abgesetzt, mit dem ich mich identifizieren kann:

@AndyRichter: My body is a temple, but it's one of those temples in Thailand where they let shit monkeys all over the place.

Ich habe meinen Körper nie geschont. Ich habe ihn geritten, gezwungen, gelebt, über Grenzen gehen lassen. Verdrängt. Damit bin ich kaum allein. Keine Ahnung, wie man ein gesundes Körperbewusstsein entwickelt. Jetzt bin ich gezwungen, es zu leben. Einen Weg zu finden. Meinen Weg zu finden.

Oder hatte ich einfach nur Pech? Meine Krankheit, genetisch vorbestimmt? Wenn ich mich mit anderen vergleiche, gibt es welche, die haben ihren Körper deutlich weniger geschont und die sind noch topfit. Ungerecht. Welchen Einfluss hat mein Verhalten, mein Leben auf die Krankheit? Gab es erst das Huhn oder das Ei? Wie werde ich beides wieder los? Wie steige ich von der Legebatterie wie Phoenix aus der Asche? Antworten? Wer hat die schon?

Als mich Franziska von Grüningen von Radio SRF 3 in jenem Herbst anfragte, ob ich meine Geschichte erzählen möchte, zögerte ich erst. Will ich mich jetzt wirklich der breiten Masse als »der Kranke« präsentieren? Rumheulen, wie scheiße doch alles ist? Mitleid abstauben, um dann wieder in meinen Medikamenten zu ertrinken? Nein, das wollte ich nicht.

Aber ich wusste, dass ich was zu erzählen hatte. Eine Erfahrung, die meine Welt auf den Kopf stellte. Eine Geschichte, die mein früheres, gesundes »Ich« sich gern angehört hätte, vielleicht um ein Stück weit zu erwachen.

INTERVIEW MIT FRANZISKA VON GRÜNINGEN VON RADIO SRF3

Franziska: Mein Gast heute Abend, der Robin Rehmann, ein Mann, der sein Leben seit fast 20 Jahren öffentlich inszeniert als wilder Radiomoderator, als schräger Fernsehmoderator, als Punksänger, als Provokateur, vor allem aber in seinen Video-Blogs, wo er uns aus seinem Alltag berichtet, und sogar jetzt, wo ihn eine chronische Krankheit ausbremst, sendet der Robin Rehmann weiter. Seine Videos, die kommen neuerdings aus dem Spitalzimmer. Robin, heute bist du nicht im Spital, sondern da bei uns im Studio.

Robin: Ja.

Franziska: Wie geht es dir an diesem Montag, 26. Oktober 2015?

Robin: Körperlich eigentlich nicht so gut. Ich bin gerade dabei, das Cortison herunterzufahren. Ich habe bis jetzt 80 Milligramm Cortison pro Tag gehabt. Mein Körper produziert kein eigenes Cortisol mehr, und jetzt bin ich relativ schlapp, weil ich immer so fünf Milligramm pro Woche heruntergehe, und das schlägt auf den Körper. Natürlich auch die anderen Medikamente, die ich noch nehme, starke Immunsuppressiva, die Stimmungsschwankungen machen, und ja, mich nicht gerade so wohlfühlen lassen. (lacht)

Franziska: Du hast – für die, die deine Blogs nicht verfolgen – du hast eine chronische entzündliche Darmkrankheit, Colitis ulcerosa. Das heißt, dein Darm macht nicht das, was er sollte. Was heißt das konkret im Alltag, wie lebt man damit?

Robin: Also, man kann mit einer Colitis ulcerosa beschwerdefrei leben, wenn man die richtigen Medikamente findet und hat. Das heißt, dann hat man einmal im Monat oder so eine Infusion, oder es gibt auch andere Varianten, die Krankheit zu behandeln, und dann lebt man relativ beschwerdefrei. Jedoch kommt die Erkrankung schubweise, und so ein Schub ist wirklich heftig, da hast du bis zu 30 Stuhlgänge pro Tag, Blutung, mit Krämpfen auf dem WC, wo du wirklich meinst, jetzt geht es dann nicht mehr. Und ja, ich werde jetzt seit Mai von solchen Schüben verfolgt, die immer wieder kommen. Also, die Krankheit wurde vor dreieinhalb Jahren diagnostiziert. Dann hat man ein halbes Jahr ein bisschen geschaut und wollte wissen, was es denn genau ist, bis dann die Diagnose Colitis ulcerosa gekommen ist. Das ist eben eine unheilbare Darmkrankheit. Man nimmt eigentlich lebenslang Medikamente, in der Hoffnung, dass man in Remission kommt. Ich bin dann auch in Remission gekommen.

Franziska: Remission heißt?

Robin: Beschwerdefrei.

Franziska: Ja.

Robin: Ich bin auch in Remission gekommen mit der richtigen Infusionstherapie, die dann für gut zweieinhalb Jahre angehalten hat, bis es dann im Mai wieder ausgebrochen ist.

Franziska: Also, wenn du sagst, du wirst eigentlich gegängelt von deinem Stuhldrang, also, du bist nicht mehr Herr über deine Körperausscheidungen, so, wie es klingt, was heißt denn das im Alltag? Das ist ja ein Spießrutenlauf.

Robin: Das ist richtig, ja.

Franziska: Da kannst du ja nicht einfach so aus dem Haus gehen.

Robin: Ja, man muss wissen, wo die WCs sind. Man hat auch einen Schlüssel für Behinderten-WCs. Mit dem kann man natürlich schneller auf die WCs. Ich habe so ein Visitenkärtchen, wo draufsteht, »Bitte helfen Sie mir, ich brauche dringend eine Toilette«. (lacht) Wenn eine Schlange vor mir ist.

Franziska: Hast du das schon mal gebraucht?

Robin: Zum Glück noch nicht konkret. Kürzlich bin ich im Shoppig Centeri gewesen und habe plötzlich gemerkt, dass ich jetzt aufs WC muss, und dann habe ich etwa eine Minute Zeit, bis ich auf dem WC bin. Und dann ist es manchmal ein rechter Spießrutenlauf, und dann hat man Schweißausbrüche, zittert. Es ist schon eine Herausforderung, so ein Schub.

Franziska: Dann hilft es einem schon nur mal psychologisch, wenn man weiß, man hat das Kärtchen in der Hand oder einen Schlüssel zum Behinderten-WC.

Robin: Vielleicht, ja.

Franziska: Wer dich kennt, als Moderator von SRF Virus, der weiß, du klingst normalerweise nicht ganz so, wie du jetzt klingst. Also, deine Stimme ist auch ein bisschen angeschlagen. Womit hat das zu tun?

Robin: Das ist auch das Cortison, das auf meine Stimme schlägt.

Franziska: Jetzt bist du eben gerade in Freiheit, bist nicht im Spital, aber – ich habe es ja schon gesagt – du hast in den letzten paar Wochen mit Videos aus dem Spital zu reden gegeben, wo du einen Kontrapunkt eigentlich auch lieferst, so zu dieser schön frisierten Social-Media-Welt. Also, du redest Klartext, du redest von deinem blutigen Stuhl. Du erzählst von deinem Leben im Krankenhaus mit der Krankheit, und das geht so weit, dass du deine Zuschauer sogar mitnimmst in den Untersuchungsraum, wo man zuschauen kann, wie du dort behandelt wirst. Ich schlage vor, wir hören mal rein, dass man sich einen Eindruck verschaffen kann, wie das ist, wenn der Robin Rehmann aus seinem Leben als Colitis-ulcerosa-Patient erzählt:

Robin im Video: Liebe Freunde, guess, who's back?! (lacht) Me. Im Unispital Zürich. Ich habe in der Nacht wieder ganz schlimme Schübe gehabt. Ich habe gemeint, pfff, ich halte es nicht mehr aus. Darum bin ich jetzt wieder hier. Ja, ich habe wie immer ein paar Termine hier. Ein Termin ist Endoskopie, glaube ich. Also, sie schauen jetzt mal, wie sehr mein Enddarm entzündet ist. Er ist sehr entzündet, aber sie brauchen noch ein paar Bilder. Da freue ich mich darauf, weil es Propofol gibt. Propofol ist das Medikament, woran der Michael Jackson gestorben ist. Ich werde nicht daran sterben, aber ich werde es genießen, weil Propofol macht dich wirklich einfach zufrieden einen Moment lang. Leider nur kurz, weil man schläft dann relativ schnell ein.

(Nun beginnt die Untersuchung, und das Propofol wird gespritzt.)

Robin im Video: Das ist der schönste Moment vom Tag, jetzt kommt das Propofol. Ich beschreibe mal das Gefühl, solange ich es noch beschreiben kann. Ah, jetzt wird es schön. Oh. Jetzt sind wir in dem Bereich, wo es Spaß macht. (lacht) Herzlich willkommen. Aber das jetzt ist Glückseligkeit. Und wenn man merkt, wie ich ... ist, wenn ich, etablidet, etablidet, etabliert, aber ich kämpfe dagegen an.

Dritte Person: Schlafen Sie gut.

Robin im Video: (murmelt)

Arzt im Video: Herr Rehmann, sind Sie schon müde?

Franziska: Ja, da warst du müde. Und dann hast du geschlafen.

Robin: So war das.

Franziska: Eins-zu-eins-Berichterstattung aus dem Untersuchungszimmer. Das ist – wir haben es jetzt gerade gehört – das ist schonungslos nah. Das ist unglaublich intim, also, man hat ja dann auch noch das Bild dazu. Wie reagiert eigentlich das medizinische Personal, wenn du da alles mit deinen Kameras festhältst?

Robin: Also, die da haben sehr gut reagiert, sie haben es lustig gefunden. Die haben auch sehr gern mitgefilmt und haben das toll gefunden, dass ich das mache, dass ich das zeige, weil viele haben ja Angst vor solchen Untersuchungen, und das zeigt dann auch ein Bild, dass das eigentlich relativ sympathisch ist. Ich habe dann beim zweiten Mal auch gefilmt, da waren sie ein bisschen genervt. (lacht) Das war schon am Morgen, früh um halb acht, da habe ich gemerkt, ach, die haben nicht so Freude, wenn ich jetzt da noch während der Untersuchung filme. Aber ja, ja. Es ist halt so. Es interessiert mich.

Franziska: Wieso machst du das? Alles filmen, alles festhalten?

Robin: In diesem Fall war mir das sehr wichtig, das öffentlich zu machen, die Krankheit. Weil ich so auch sehr vielen Betroffenen helfen kann. Also, ich habe eine Playlist, die heißt Colitis ulcerosa, ist von meinem Youtube-Kanal, Youtube.com/radikalabnormal. Es schreiben mir sehr viele Betroffene, die Freude daran haben, dass ich so offen über die wirklich peinliche Krankheit rede, die auch mit sehr viel Scham besetzt ist. Ich empfinde das als schön, dass du so sagst, wie offen und direkt ich aus dem Spital berichte und so. Der Witz ist, dass das ja eigentlich relativ einfach ist, auf diese Art und Weise über die Krankheit zu reden. So quasi, ich liege jetzt im Spital und blute hinten heraus und habe die Colitis ulcerosa. Das kann man jedem verständlich machen. Aber was tatsächlich hinter dieser Krankheit steckt, die viel größere Belastung, die sieht man eigentlich nicht. Bei einem Colitis-ulcerosa-Patienten sieht man dem ja nicht an, dass der krank ist. Es gilt als unsichtbare Krankheit.

Franziska: Du hast ein bisschen Augenringe.

Robin: Ja, das stimmt. (lacht)

Franziska: Du hast schon gesünder ausgesehen.

Robin: Das stimmt, ja.

Franziska: Du hast ein bisschen Augenringe und ein bisschen ein aufgedunsenes Gesicht. Das ist das, was ich sehe, wenn ich dich anschaue.

Robin: Richtig. Richtig. Aber es ist natürlich auch die Frage, wie kann man denn so eine Darmkrankheit entwickeln und hätte man das verhindern können? Das ist spannend. In der Schweiz gibt es 10.000 bis 15.000 Colitis-ulcerosa- und Morbus-Crohn-Patienten. Die beiden Krankheiten sind sehr ähnlich. Also, bei Morbus Crohn kann der ganze Verdauungstrakt betroffen sein, und bei Colitis ulcerosa ist der Dickdarm entzündet. Mir ist es eigentlich zum ersten Mal aufgefallen, dass ich Probleme habe mit dem Bauch, in der Kindheit. Also, als ich immer, wenn Stress aufgekommen ist bei mir daheim, und ich würde sagen, ich habe ein sehr hohes Stresslevel gehabt, da habe ich immer starkes Bauchweh gehabt. Und ich bin überzeugt, dass ich dort die Colitis ulcerosa quasi entwickelt habe.

Franziska: Es gilt ja auch als eine dieser Krankheiten, die psychosomatisch einen großen Einfluss haben. Also, es gibt viele Darmkrankheiten, die eben tatsächlich den Ursprung in solchen Sachen finden. Also, wenn wir jetzt gerade bei dir in deiner Kindheit bleiben, du bist Jahrgang 81, du bist im Fricktal geboren, in Laufen-

burg aufgewachsen. Du sagst, du hättest deine Kindheit als schwierig empfunden. Wie hat dich das geprägt?
Robin: Sehr stark auf jeden Fall. Ich bin unter Stress gestanden. Also man spricht so vom »Fight-or-flight-Stress«, also vom toxischen Stress. Du musst dir vorstellen, wenn zum Beispiel ein Mensch im Wald ist, und im Wald ist ein Bär, dann ist das auch richtig, dass du Stresshormone ausschüttest, und dann geht das richtig unter die Haut, oder dann bist du richtig ...

Franziska: Fluchtreflex.

Robin: ... in Alarm, genau, genau. Und das Problem ist aber, wenn du den Bären daheim hast, und du eigentlich jede Nacht auf Alarm bist, dann geht das bis tief in dich hinein. Dann verändert das auch etwas. Die Chance, dass jemand, der ein Kindheitstrauma erlebt, dass der dann eine chronische Krankheit entwickelt wie Colitis ulcerosa, Morbus Crohn, Krebs oder Ähnliches, ist um ein Vielfaches größer, als wenn er das nicht erlebt. Also, es gibt auch Studien, die das ganz klar erweisen, dass das so ist. Es gibt auch die ACE-Study. Ich weiß nicht, ob du mit der vertraut bist?

Franziska: Nein.

Robin: Also, da hat man 170.000 Leute gefragt, was sie so erlebt haben in ihrer Kindheit, das sind zehn Fragen, fünf persönliche, fünf in der Familie. Zum Beispiel: Hat man dich verbal missbraucht? Oder hat man dich vernachlässigt? Oder hat sich jemand getrennt in der Familie? Hast du einen Alkoholiker als Vater oder als Mutter gehabt? Hast du gesehen, wie dein Vater oder deine Mutter geschlagen worden ist? All so Zeug. Und die, die dort natürlich mehr Punkte hatten, die haben ganz eindeutig mehr chronische Krankheiten entwickelt. Die Nadine Burke Harris, die hat so einen schönen TED-Talk [siehe Seite 187 ff.] dazu gemacht, den findet man auch auf Youtube, der das noch mal klarer macht.

Für mich hat es nichts Peinlicheres gegeben, als zu wissen, dass bei mir daheim etwas nicht stimmt. Also habe ich immer das Gesicht aufgesetzt vom fröhlichen, lustigen, gut aufgelegten Menschen, obwohl es dahinter ganz schlimm ausgesehen hat. Aus Angst auch. Aus Angst vor dem Pausenplatz, aus Angst, heruntergemacht zu werden, was die Leute von mir denken, und es ist auch so schlimm gewesen, dass ich es gar nicht real haben wollte. Also habe ich mir gedacht, das ist nicht die Realität, die mir passiert. Ich habe über 30 Jahre gebraucht, um überhaupt in irgendeiner Form darüber reden zu können. Ich traue mich nicht, in der Öffentlichkeit über meine Traumata zu sprechen. Darum ist vielleicht auch mein Drang, solche Sachen öffentlich zu machen, wie im Spital liegen, ich blute aus meinem Hintern, ich bin jetzt abgeschossen mit Propofol, das ist für mich nichts im Verhältnis zu den Traumata, die ich erlebt habe. Und für mich kinderleicht. Denn das verstehen die Leute. Das können sie verstehen. Weil sie sehen die Schläuche, das Blut, das Krankenhaus. Aber wenn man über so etwas Tieferes spricht, das ist dann extrem schwierig. In erster Linie für mich.

Franziska: Was ist denn schwieriger daran? Wenn du über das Tiefere dahinter sprichst?

Robin: Die Emotionen, die losgehen. Also, dass man überhaupt noch auf dem Stuhl sitzen kann und nicht in Tränen ausbricht.

Franziska: Also bei dir.

Robin: Bei mir.

Franziska: Für dich.

Robin: Ja, logisch, ja.

Franziska: Ja. Und dennoch machst du es ja.

Robin: Ich versuche es. Also, ich arbeite daran. Ich bin auch schon lange in einer Psychotherapie. Ich habe angefangen, das Ganze anzuschauen und zu behandeln. Darüber bin ich froh, es war bitter nötig. Das hat vielleicht noch das ein oder andere verhindert. Ich meine, die Krankheit hat es jetzt nicht verhindert, aber ja, man hätte früher ansetzen müssen. Ich finde wichtig, dass in den Schulen die Schüler befragt werden, wie es daheim aussieht. Aber die Lehrer haben ja sogar Angst vor diesen Fragen, weil sie ja selber so belastet sind, und beinahe jeder Mensch hat ja selbst eine toxische Belastung. Man will das nicht haben. Aber es ist echt und es ist real, und mir ist das so wichtig, dass man jetzt, im 2000-jetzt, darüber spricht und offen zeigt. Und ich weiß, wie wichtig das ist, weil ich bekomme immer noch täglich E-Mails von Betroffenen, die Colitis ulcerosa oder Morbus Crohn haben oder andere chronische Darmkrankheiten, auch Krebs, die mir schreiben. Die Scham vor der Krankheit ist das eine, aber die Scham hinter der Krankheit, die psychische Belastung, darüber zu reden, ist noch viel, viel schlimmer und schwieriger. Das spürt man im Bauch, und das spürt man direkt im Krampf auf der Toilette.

Franziska: Man hat eben das Gefühl – du hast mir das auch gesagt – du seist so etwas wie der Poster-boy der chronisch Darmkranken geworden, Gallionsfigur, weil du halt, anders als andere, eine Öffentlichkeit hast, einen öffentlichen Kanal, den du nutzen kannst. Gibt es dann auch Grenzen?

Robin: Ja.

Franziska: Welche?

Robin: Zum Beispiel breite ich jetzt nicht konkrete Traumata von mir aus. Das, finde ich, ist etwas Persönliches, und mir ist auch wichtig an dieser Stelle, dass ich niemandem bei mir daheim irgendeinen Vorwurf mache. Ich bin in diese Situation hineingeboren und habe das so gelebt, und meine Eltern haben das Beste gemacht, was sie machen konnten – die sind ja auch alle traumatisiert. (lacht)

Franziska: Du hast vorhin noch gesagt, du hättest als Kind das eigentlich gar nie als Realität wahrnehmen wollen. Heißt das denn auch, du hast dich in Fantasiewelten geflüchtet?

Robin: Ich habe mir einfach vorgestellt, das sei alles ein Theaterstück. Das war mein Trick, dass ich mir immer vorgestellt habe, jetzt ist wieder Theater, die spielen jetzt die Figuren, und ich bin in dem Stück drin. Und das ist gar nicht echt. So konnte ich es einigermaßen aushalten.

Franziska: Also, die Inszenierung als Rettung.

Robin: Richtig. Die Inszenierung habe ich ja dann auch zu meiner Berufung gemacht.

Franziska: Eben, das wollte ich jetzt gerade sagen. Inszenierung ein ganzes Leben lang.

Robin: Es ist vielleicht ein bisschen übertrieben, wenn man es so sagt. In der Schule war ich eher der Klassenclown, der gut aufgestellte, der gut aufgelegte, wo man immer gesagt hat, hey, der Robin hat sicher die besten Eltern. Er ist immer gut drauf. Mir war das so wichtig, dieses Bild aufrechtzuerhalten, dass ich mir wirklich, bevor ich in die Schule gegangen bin, überlegt habe, was mache ich heute? Wie mache ich es? Was mache ich? Und das Spannende daran ist (lacht), dass, wenn man das so macht, dann fühlt man sich auch ein bisschen so. Es war also auch ein bisschen eine Rettung. Also, aus dem großen Schmerz heraus, aus dem ganzen Schmerz konnte ich auch sehr viel Freude ziehen und sehr viel Kreatives, und habe mich dann zu dem Menschen entwickelt, der ich jetzt bin. Irgendwann hat man gemerkt, ah, wenn ich mich so und so verhalte, dann merkt niemand, wie es mir eigentlich wirklich geht. Dann begreift man die Mechanismen, und dann kann man die quasi als Berufung, also als Beruf ausüben.

Ein »normaler« Mensch würde sich kaum freiwillig vor 500 Leuten hinstellen und etwas erzählen. Normalerweise hat man da Angst. Aber weil ich diese Angst gewohnt war, täglich, diese Fight-or-flight-Angst, wusste ich, wie ich überspielen kann, und dann stehe ich da vorn und mache den Kasper, und ich wirke so zufrieden und glücklich und bin es lustigerweise in dem Moment auch, weil ich es dann kann. Ich will jetzt natürlich nicht sagen, dass jeder Moderator schwer traumatisiert ist, definitiv nicht, und die, die Colitis ulcerosa haben, haben auch nicht alle schwere Kindheitstraumata erlebt. Man muss die Krankheit in den Genen haben. Man kann auch einfach so gern moderieren oder singen, und muss nicht gleich ein traumatisierter Mensch sein. Ich denke einfach, die Chance ist größer, dass man eine chronische Darmkrankheit entwickelt, wenn man Kindheitstraumata erlebt hat, und es sind in der Schweiz sehr viele. Niemand traut sich, darüber zu reden, und ich verstehe das absolut. Weil ich mich auch nie getraut habe, darüber zu reden, und immer noch extrem Mühe damit habe. Es ist wirklich ein großes Anliegen von mir, dass man hinschaut. Das Problem ist nachts, wenn die Türe zu ist, was da in diesen Häusern passiert, das ist … Viele, die jetzt zuhören, erleben das nicht und finden, was erzählt er da? Aber es gibt auch sehr viele, also einer von elf, der weiß, wovon ich rede …

Franziska: Du hast Musik mitgebracht, die dazu passt.

Robin: Ja, genau.

Franziska: Einer von deinen drei, kann man sagen, Lieblingstiteln?

Robin: Nein, das ist übertrieben. Es passt zum Thema. Es ist nicht mein Lieblingstitel, aber es ist OTEP, das ist eine Band aus Los Angeles. Sie ist eine, die solche Sachen erlebt hat und zur Sprache bringt in ihrer Musik. Also, sie spricht ganz klar die Traumata an in ihren Songtexten, und setzt sie auch musikalisch so um, dass man sie spürt. Und wir hören, soweit ich weiß, das Lied »House of secrets«. Darum geht es ja, das Haus der Geheimnisse. Das heißt, gegen außen tust du so, als wäre alles schön, top Familie, zwei Kinder, zwei Eltern, großer Garten, alles schön, aber hinter den Mauern, in dem Haus, da sind die Geheimnisse, und die sind gar nicht so toll. Das Einzige, was man sich dann wünscht als Kind, wenn man in so einer Situation ist, ist das sogenannte »Uprising«. Also das Aufstehen und sagen, jetzt reicht es, jetzt hole ich mir meine Kraft zurück. Und weißt du was? Du hast keine Chance! Du bist ausgeliefert deinen Eltern zu 100 Prozent, und es hilft dir niemand, und du bist allein, und das ist das Lied.

Franziska: Es geht drei Minuten achtzehn. Ich sage das darum, weil es vielleicht dem ein oder anderen ein bisschen zu brachial werden könnte mit der Zeit.

Robin: Es ist echt (lacht).

Franziska: Es ist ein Brachialgewitter, was da auf uns zukommt. Jetzt gleich die Wunschmusik vom Robin Rehmann, heute Abend Gast im Focus.

Franziska: OTEP, House of Secrets, auf Wunsch vom Robin Rehmann, ein Lied, das bei uns in der Musikredaktion zu Reden gegeben hat. Der Musikredakteur ist gekommen und hat gesagt, du, Franziska, das Lied ist schon ein bisschen bfff …

Robin: Und das ist eben genau das Problem. Weißt du, der schöne Teil am Anfang, den mögen alle. Und dann, wenn es hart kommt, das, wenn es echt kommt, das, was die Leute erleben, die in solchen Situationen aufwachsen, die solche Traumata erleben, da will niemand hinhören. Das will man ausblenden und sagen, nein, ich will es nicht hören, ich will es nicht sehen, das dürfen wir nicht zeigen, das ist nicht echt. Aber genau das müssen wir zeigen. Sonst gehen wir kaputt und bluten aus unseren Hinterteilen heraus. (lacht)

Franziska: Du hast ein Leben lang dafür gekämpft, wahrgenommen zu werden.

Robin: Anerkennung, ja, genau.

Franziska: Anerkennung …

Robin: Weil ich natürlich untergegangen bin in der Familie, ein bisschen.

Franziska: Genau. Und das ist auch wirklich etwas, was sich durch deine Karriere durchzieht. Also, du bist seit 16 eigentlich in öffentlichen Berufen. Wenn wir jetzt einfach mal so die Stationen anschauen, dass man ein bisschen weiß, wer du bist, also mit 16 hat es angefangen, dass du konsequent alles unternommen hast, dass du in die Öffentlichkeit kommst oder wahrgenommen wirst.

Robin: Das stimmt so nicht.

Franziska: Nicht?

Robin: Nein, definitiv nicht. Mir ist wichtig gewesen, dass ich meine Hörspiele machen kann mit 16. Ich habe Geschichten geschrieben, womit ich mich befreit habe, ich habe mich so in Geschichten geflüchtet. Das klingt auch wieder übertrieben. Ich habe Hörspielgeschichten geschrieben, und durfte die dann bei Radio X präsentieren. Ich habe nie den zwanghaften Ehrgeiz gehabt, das wird mir ja ständig vorgeworfen, du, jetzt muss er sich wieder in Szene setzen. Ich liebe das, was ich mache, das ist Kunst, und das ist für mich, und das ist gut. Und wenn ich natürlich eine Öffentlichkeit damit erreiche, dann kann ich diese Kunst ausleben und davon leben. Es ist nicht so, dass ich zwangsweise überall mein Gesicht hineinhalten und in den Vordergrund drängeln muss. Diesen komischen Vorwurf höre ich immer wieder.

Franziska: Gehen wir die Stationen durch. Also, mit 16 Baseler Alternativradiosender.

Robin: Ja.

Franziska: Dann nach der Diplommittelschule ein Austauschjahr in einem amerikanischen College. Dort eine eigene Radio- und Fernsehsendung.

Robin: Ja.

Franziska: Mit 23 Moderator beim Musiksender VIVA Schweiz, und »schlimmer als Crack in der Pausenmilch«, wie die Kritiker gesagt haben. Mit 26 Moderator beim Jugendsender Virus bei SRF warst du der, der immer ins Mikrofon geschrien hat. Sich ungern an Regeln gehalten hat. Dann hast du angefangen mit einem Video-Tagebuch über deinen Alltag, der Robin, der in die Kamera rülpst, der Robin, der sich einen Pickel ausdrückt, der Robin, der mit einem Kater aufwacht. Dann hast du eine Internetsendung aus deinem eigenen Wohnzimmer gehabt, was du auch auf deinem Youtube-Channel verbreitet hast. Jetzt Moderator von Virus-TV, Moderator von Rehmann-TV auf Virus, wo du dich zwei Stunden lang mit Gästen unterhältst, und es geht eigentlich immer – oder ist vor allem vorher immer darum gegangen – »Provokation« als großes Stichwort. Ist das mit der Provokation darum gegangen, hauptsächlich, tatsächlich die Zuschauer zu provozieren, oder konntest du in erster Linie dich selber besser spüren, wenn du solche Sachen machst?

Robin: Ich finde es spannend, wenn es provokativ wird.

Franziska: Man hat natürlich schon das Gefühl, wenn sich einer so hinstellt, und so viel von sich preisgibt, so viel von sich zeigt, die Hosen herunterlässt, dann muss er ja ein Stück weit überzeugt sein von dem, was er macht.

Robin: Richtig, ja. Ist richtig.

Franziska: Weil, wieso macht er das sonst? Das ist ja sonst purer Masochismus.

Robin: Ich weiß es auch nicht, wieso ich das … (lacht) Ich finde, wenn du das so sagst, werfe ich dir natürlich vor, dass du dich zu wenig mit meinen Sachen auseinandergesetzt hast, weil dumme Provokation, die du mir da ja unterstellst, ist es nie. Und kommt von Leuten, die sich noch nie damit wirklich befasst haben, was ich mache, sondern einfach schnell drüberschauen. Es hat immer einen Hintergrund gehabt. Es wird auch immer einen haben.

Franziska: Ich behaupte mal, es hat sich gewandelt in letzter Zeit.

Robin: Das behaupte ich nicht, weil ich weiß natürlich genau, was dahintersteckt. Nur jetzt rede ich zum ersten Mal darüber, weil ich weiß, dass ich darüber reden muss. Wenn man auf dem WC sitzt und so einen Krampf hat, dann passiert mehr als nur Stuhlabgang. Man spricht ja von dem spirituellen Erwachen, was sich ja jeder mal wünscht, wo er merkt, so, wie ich jetzt lebe, geht es nicht mehr. Wir laufen in eine Richtung in der Hoffnung, ein erfolgreiches Leben zu führen. Um noch mehr Publikum zu erreichen, noch mehr Geld zu verdienen, noch mehr Schulterklopfen vom Vorgesetzten. Dazu musst du aber mehr leisten, das heißt, noch mehr Gas geben, noch mehr rennen, noch mehr Überzeit machen. So wirst du konditioniert, dass das gut und richtig ist. Du bekommst Schulterklopfen, du bekommst Geld, du kannst dir Sachen leisten … Aber es tut dir selber, deinem Körper und deinem Geist, überhaupt nicht gut. Aber die Erfolge oder der Erfolg, der programmiert dich so, dass du das Gefühl hast, dass das richtig ist, was du tust. Wenn du plötzlich mal merkst, dass das nicht mehr geht, einfach körperlich nicht mehr geht, dann merkst du erst: Fuck, ich glaube, ich habe richtig etwas falsch gemacht. Dann kannst du nicht mehr rennen, das geht eigentlich gar nicht mehr, sondern du bleibst stehen, und dann merkst du auch, dass sich die ganze Welt gar nicht so schnell dreht, wie du gedacht hast. Ich war immer im Stress. Schneller, schneller, schneller!

Franziska: Immer unter Strom.

Robin: Da da da da da da da. Und heute bin ich über den Hintereingang zu diesem Interview gekommen und hoffte, dass ich keine Menschen sehen muss.

Franziska: Also, auf dem WC sitzen ist wie eine Offenbarung, weil du die Erkenntnis hast ...

Robin: Sie kommt zu dir.

Franziska: Über dich und das Leben, und man hat wirklich so das Gefühl, wenn man deine Video-Blogs anschaut, da räumt einer sein Leben auf, und zwar massiv mit 34. Was gibt dir am meisten zu tun?

Robin: Das jetzt. Also, ich habe wirklich Angst gehabt vor dem Interview. Ich habe Mühe, so offen darüber zu reden. Aber ich tu das auch in der Hoffnung, dass es vielleicht Betroffene gibt, die zuhören, die dann denken: Gott sei Dank, ich bin nicht allein, der auch. Also ich wäre froh gewesen mit 16, jemanden wie mich im Radio zu hören, der erzählt, dass er so ein Radiomoderator ist, was vielleicht auch etwas ist, was ich gerne machen würde mit 16, und so eine schlimme Kindheit hatte. Das würde mir Hoffnung machen, also ich muss noch mal sagen, so eine schlimme Kindheit war das gar nicht. Das gehört übrigens auch dazu, dass man es immer herunterspielt.

Franziska: (lacht) Ja. Ist das ein Teil davon, ja?

Robin: Ja.

Franziska: Du hast vorhin schon anklingen lassen, dass, wenn man so eine Diagnose bekommt, eigentlich man sich alles grundlegend neu überlegen muss, ganz vieles infrage gestellt wird. Kannst du uns das noch ein bisschen veranschaulichen? Was heißt das, was passiert alles, oder was muss man alles überdenken, wenn man so eine Diagnose von einer chronischen Krankheit bekommt und vor allem damit lebt?

Robin: Den Stress muss man vermeiden. Man kann sich nicht mehr so mir nichts, dir nichts in Stresssituationen hineinbegeben, wie man das früher gemacht hat, unbedacht. Das war etwas, wo ich mich immer sehr gern hineinbegeben habe. Also, umso mehr Stress ich hatte, umso besser, hatte ich das Gefühl, fühle ich mich. Also natürlich, umso mehr Stress ich habe, umso weniger muss ich mich mit mir selber befassen, umso mehr habe ich äußeres Zeug, was läuft. Das ist dann eine Form von Befreiung, vielleicht eine falsche Form von Therapie von mir selber, indem ich mich sehr gestresst habe.

Franziska: Du gehst auch verschiedene Punkte an, verschiedene Knackpunkte in deinem Leben. Man kann dir auch hierbei öffentlich zuschauen in deinen Video-Blogs. Zum Beispiel bist du seit einem Jahr nüchtern.

Robin: Jetzt schon eineinhalb.

Franziska: Keinen Alkohol mehr getrunken. Eineinhalb Jahre.

Robin: Ja.

Franziska: Wie ist das Leben nüchtern?

Robin: Viel besser. Das ist eine der wichtigsten und besten Entscheidungen gewesen in meinem Leben, keinen Alkohol mehr zu trinken, und ich hätte es eigentlich schon viel früher machen sollen. Der Alkohol ist so ein schöner Ausweg. Also, ich habe die schönsten Zeiten von meinem Leben, wenn ich zurückdenke, unter Alkohol gehabt, glücklich, im Rausch, da geht mein Herz auf, wenn ich zurückdenke. (lacht) Aber trotzdem, dann danach die Schuldgefühle und Depressionen, die sind natürlich schlimm. Vor allem für einen Menschen wie mich, dem der Alkohol auch viel Negatives ins Leben gebracht hat. Dass ich dann so eine Droge abfeier, macht ja in erster Linie überhaupt gar keinen Sinn. Ich habe auch sehr wunderbare, schöne Alkoholnächte erlebt. Jedoch bin ich an einen Punkt gekommen, wo ich gemerkt habe, es geht nicht mehr, also, es bringt mich nicht mehr weiter. Es ist eine ständige Wiederholung, es ist einfach ein Hangeln vom Rausch zum Kater. Ich hatte das Gefühl, mich so nicht mehr weiterentwickeln zu können. Also, ich hatte einen Entwicklungsrückstand durch die Art und Weise, wie ich gelebt habe, durch das wilde, schnelle, stressige Medienleben, am Wochenende sich betrinken mit der Band, unterwegs sein, immer laut, immer wild und so. Den Körper ruhigstellen, damit man sich möglichst nicht mit sich selber beschäftigen muss.

Franziska: Geht Punk ohne Alkohol?

Robin: Ja. Ja. Ja, das funktioniert. Es ist schwieriger. Es trinken alle, und es ist auch etwas Schönes, also wenn man das eben richtig kann. Ich sage auch, ich habe nichts dagegen, wenn meine Bandmitglieder und andere trinken, ich finde das absolut okay, wenn man den richtigen Umgang damit hat. Ich habe einfach gemerkt, mir tut es nicht mehr gut. Vor allem, wenn man die Krankheit Colitis ulcerosa hat, muss man eh aufpassen, was man isst und trinkt, und Alkohol ist etwas, was also gar nicht guttut.

Franziska: Du hast gesagt, Alkohol als Ausweg. Das heißt, immer dann, wenn du jetzt nicht auf den Alkohol zugreifen kannst, musst du dich der Realität stellen?

Robin: Ja, das ist wirklich ein Mist.

Franziska: Wie machst – also ja, wie gelingt dir das?

Robin: Du gehst mit den Gefühlen, die du hast, ins Bett, und stehst mit denselben auf, und du kannst sie nicht einfach mal auf die Seite drängen. Also, weißt du, so richtig glücklich bin ich eigentlich immer nur gewesen, wenn ich in den Ausgang gehen, Party machen und einfach alles vergessen konnte. Jetzt habe ich den schnellen Ausweg, einfach alles vergessen, mir selber gestrichen. Nun muss ich selber eine Möglichkeit finden, zu dem Glücksgefühl zu kommen. Ohne die Hilfe des Alkohols. Eines dieser Glücksgefühle ist zum Beispiel auch Sport, also ich mache jetzt Fitness. Fitness ist aber auch anstrengend. Aber dann, wenn es fertig ist, dann hat man so ein Glücksgefühl und ist so zufrieden, und dann geht es mir eigentlich gut. Ich weiß auch, dass es meinem Körper guttut. Mit 30 verkraftet man den Alkohol auch nicht mehr so gut. (lacht)

Franziska: Was macht dich sonst noch glücklich, heute, außer Fitness?

Robin: Irgendwie bin ich nach dem Interview, glaube ich, stolz auf mich, dass ich es gemacht habe und das Zeug angesprochen habe, und mit dir da reden konnte. Ich freue mich auf diesen Moment. Gleichzeitig habe ich aber Angst vor den Reaktionen der Hörer. Also, ich bitte dich, mir keine negativen Mails weiterzuleiten, weil die treiben mich wirklich in den Wahnsinn.

Franziska: Was befürchtest du, also, was wäre jetzt eine negative Reaktion von Hörern, wovor du Angst hättest?

Robin: »Jetzt nervt er mich auch noch im Radio.« Und dann, was für ein, eben, mediengeiler Weiß-nicht-was und dummer Kerl ich doch bin. Ich bekomme das jeden Tag zu hören. Auf Youtube in der Kommentarspalte. Klar, die positiven Kommentare überwiegen zahlenmäßig bei Weitem. Aber die negativen treffen mich mehr, weil sie mein eigenes Selbstbild treffen. (lacht) Darum ist es auch so ein Kampf, zeigen zu müssen, dass ich eben nicht doof bin. Das ist Wahnsinn. Ich sollte akzeptieren, dass ich einfach bin. Das ist gut so und sollte reichen. Ich sollte mich selber lieben. Das ist das, was ich jedem empfehlen kann. Liebe dich selber und sage dir, du bist ein wunderschöner Mensch, so, wie du bist.

Franziska: Du empfiehlst es anderen. Was machst du selber, um …

Robin: Ich kann es noch nicht. Ich kann es noch nicht. Ich schaffe …

Franziska: ... einen Schritt weiterzukommen?

Robin: Ich versuche es, mich jeden Tag mehr (lacht) gernzuhaben.

Franziska: Wenn man deine Karriere anschaut, dann hat es von außen betrachtet etwas Absurdes. Also, du bist eigentlich immer herausragend gewesen wegen deiner vermeintlichen Authentizität. Sage ich jetzt mal. Also, du warst so, wie du bist, zum Teil fast ein bisschen zu authentisch, das ist den Leuten eben zum Teil fast ein bisschen zu viel gewesen, fast ein bisschen »Was ist das für einer?«. Du hast ein paar Leute vor den Kopf gestoßen. Und jetzt nach all dem, was du erzählt hast, wird klar, das ist eigentlich gar nicht alles authentisch gewesen, sondern ein Versuch, das zu überspielen.

Robin: Richtig.

Franziska: Was tatsächlich in dir ...

Robin: Das stimmt ...

Franziska: ... vorgeht. Das ist ja völlig paradox.

Robin: Aber irgendwann wird es ja zu einem selber, oder? Also, ich bin ja das. Also, ich bin ja auch der, den ich angebe zu sein. Wichtig ist eben, man ist ja nicht nur eines. Man ist ja ganz viel. Ich bin weder der traumatisierte kleine Bub noch der glückliche Topmoderator, der da überall sein Gesicht in die Kamera strecken muss.

Franziska: Die Frage ist jetzt einfach, was ich aus dem jetzt ableiten möchte, wie soll dann ...

Robin: Wir sind alle eines, alle alles.

Franziska: Wie soll dann ...

Robin: Du bist ich, und ich bin du ...

Franziska: Genau. Wie soll dann der neue Robin sein?

Robin: Es gibt keinen Neuen, es gibt ich. Und der ist schon immer gewesen, und der ist, wie er ist, wie du du bist. Weißt du? Es gibt das Kategorisieren, so ist der und der ist so, und so, das ist ja ganz abscheulich und schrecklich, oder? Wir sind ja alle alles, und wir entwickeln uns ständig, hoffentlich. Außer, wir trinken immer nur Alkohol, dann können wir uns auch nicht entwickeln.

Franziska: Und wenn du dir jetzt vorstellst, was könntest du künftig machen, worum soll es dir gehen, wofür sollst du stehen in deiner öffentlichen Funktion als Medienmensch?

Robin: Momentan ist es, Verletzbarkeit zeigen, sich trauen, über Traumata zu reden. Leute darauf ansprechen, also die Leute, die die Leute darauf ansprechen müssen, zum Beispiel auch Ärzte. Wenn man eben zu einem Arzt geht, heißt es, ah, Sie haben da ein bisschen ein Zucken und Husten und so, wenn ein Jugendlicher kommt, wird nie nachgefragt, trinkt dein Vater, trinkt deine Mutter, oder wirst du geschlagen oder so. Vielleicht will sich niemand die Finger verbrennen. Und das ist schlimm. Dabei sollte das unbedingt zu den wichtigsten Fragen gehören. Ich kann ja das jetzt sagen, und vielleicht hört da irgendjemand hin.

Franziska: Und das ist auch das, was du jetzt – so der Weg, den du schon eingeschlagen hast mit deiner Sendung auf Virus, mit Rehmann-TV – wo du mit gestandenen Männern, gestandenen Musikern über ihre Depressionen redest. Wo du mit Menschen über Suizid redest. Also, das sind so diese Themen, die …

Robin: Die bitter nötig sind, dass man sie anspricht, weil sie unter den Teppich gekehrt werden aus völlig falschen Gründen. Aber ich verstehe es auch, weil man so viel Angst davor hat. Dieser Angst, der muss man sich jetzt mal stellen. Also, ich muss mich dieser Angst stellen.

Franziska: Das ist der Robin Rehmann im Focus. Der ewig Jugendmoderator war, der ewige Berserker. Wir kennen uns seit gut zehn Jahren ungefähr, weil wir da beide beim Musiksender Virus gearbeitet haben. Ich habe mich in den Jahren, ehrlich gesagt, immer wieder so gefragt, hey, wann wird der Robin mal erwachsen? Meine These ist: Du hast die Krankheit gebraucht.

Robin: Ich habe die Krankheit gebraucht, um darüber reden zu können. Weil, hätte ich die Krankheit nicht, hätte ich mich nicht ernst genommen gefühlt, das ist das Verreckte. Weißt du, es gibt so viele mit psychischen Erkrankungen, die sind ganz schlimm und heftig, also wenn du das aushalten musst, das ist schlimmer, als wenn du hintenheraus blutest. Also, der Schmerz ist schlimmer, als wenn dir einer den Arm abschneidet. Aber wenn du einen abgeschnittenen Arm hast, kommen alle, oh, der Arme mit dem Arm, und uh, und da wird finanziert und gemacht und geschaut, weil der keinen Arm mehr hat. Aber die anderen, die an einer unsichtbaren Krankheit leiden, werden übersehen oder noch schlimmer, nicht ernst genommen. Das ist ja richtig schlimm! Das ist ja, ja ... (lacht) Da rege ich mich gleich wieder auf. (lacht)

Franziska: Ich danke dir herzlich, dass du da warst heute Abend. Die Kameras, die stellst du jetzt ab.

Robin: Ja. Jetzt gehe ich in Kur übrigens. Ich gehe nach Bad Ragaz.

Franziska: Genau, wollte ich gerade sagen. Das jetzt war alles transparent. Was machst du jetzt, wenn die Kameras abgeschaltet sind?

Robin: Wenn sie abgeschaltet sind, gehe ich nach Bad Ragaz ins Schaub-Institut zum Stefan Schaub. Das ist lustig, es gibt weltweit keine Studie, die belegt, dass die Ernährung einen Einfluss hat auf Colitis ulcerosa. Jedoch gibt es auch Naturheiler, die genau das Gegenteil behaupten, die sagen, so ein Quatsch, die Ernährung hat definitiv einen Einfluss. Und ich ernähre mich momentan nach dieser Schaub-Ernährung, das ist vor allem Fisch, Ei, Fleisch, Bananen, Käse, und ich habe das Gefühl, das tut mir gut, und der Herr Schaub hat mir jetzt angeboten, dass ich jetzt eine Woche lang in seine Klinik kommen soll, und er mich da ein bisschen gesundpäppelt, damit es mit der Colitis ulcerosa ein bisschen besser geht, und ich vielleicht wieder in die Spur komme. Das ist mein großes Ziel. Ich bin noch bis Ende diesen Jahres krankgeschrieben, aber hoffe sehr, dass ich mit der Kombination von der richtigen Naturheilung und mit der Schulmedizin einen Weg finde, wieder zurückzukommen.

Franziska: Mit oder ohne Kameras? In die Reha.

Robin: Mit Kameras natürlich. Ich will den Leuten zeigen, was ich erlebe.

Franziska: Robin Rehmann im Focus. Noch einen Musikwunsch haben wir, Kettcar ...

Robin: Ah, der ist schön.

Franziska:... »Genauer betrachtet«.

Robin: Das ist wunderbar, dass wir damit aufhören, der hat nämlich so viel Zuversicht in dem Song, da geht mir das Herz auf. Und das ist wirklich auch mir wichtig, dass ich mit einem positiven und guten Gefühl aus dem Interview hinausgehe, weil ich bin eigentlich auch ein positiver Mensch im Grund, und nicht traurig, sondern, ich würde mal sagen, sicher 50 Prozent von meinem Leben glücklich.

Franziska: Danke, dass du da warst.

Robin: Gern.

KAPITEL 17

REHMANN S.O.S. – SICK OF SILENCE

Das Focus-Radiointerview über meine Krankheit und mein Leben löste Reaktionen aus. Draußen, in mir, und in einer intensiven Wechselwirkung.

Es befreite mich. Die öffentliche Auseinandersetzung, Fragen beantworten, Gedanken preisgeben, ausgeliefert sein. All das schien mich auf ein komplett neues Level zu hieven. Raus aus der Festung der Einsamkeit.

Und da oben war ich nicht mehr allein. Ich bekam nach der Ausstrahlung eine überwältigende Anzahl E-Mails. Von Leuten, denen es ähnlich ging und mir zeigten, wie es möglich ist, so eine Krise zu überwinden. Von Bekannten, die sich bei mir entschuldigten. Von Kritikern, die mir Mut zugestanden.

All das gab mir neue Stabilität. Ich spürte eine ganz große Dankbarkeit an all die Menschen, die mich auf dem Weg bis dahin unterstützt hatten. Allein hätte ich es nicht geschafft, das war mir absolut klar. So blöd es sich anhört, so war es.

Gleichzeitig wurde mir noch mehr bewusst, dass ich natürlich nicht der einzige Mensch auf dieser Welt war. Keineswegs der Mittelpunkt dieser Erde, sondern dass es ganz viele, Hunderttausende von anderen Menschen gab, die sich einer ähnlichen oder sogar der gleichen Challenge stellen mussten. Einer unheilbaren Krankheit. Einer Schockdiagnose.

Erhält man diese Diagnose, fühlt man sich allein. Mutterseelenallein. Ein dunkler Raum scheinbar ohne Ausgang. Aber: Die Augen gewöhnen sich an die Dunkelheit und schnell wird klar, dass man überhaupt nicht allein ist.

Mit all diesen Leuten, die sich nun bei mir gemeldet hatten, fühlte ich mich verbunden. Selbst weniger allein. Gerne wollte ich ihnen irgendwie helfen, die Hand reichen, ihnen zeigen, dass niemand allein zu sein braucht. Sie bräuchten sich nur zu überwinden, sich nach außen zu wenden.

EINE SENDUNGSIDEE WIRD GEBOREN

Mit dieser neuen Energie ging ich weiter auf dem Weg, eine neue Form für mein Leben zu finden. Eine lebenswerte Form. Irgendwie brodelte da wieder etwas in mir. Zwar brodelte es ständig, aber es fühlte sich anders an. Kreative Energie, die Lust, aus dem Leid der letzten Monate etwas Positives zu machen.

Trotz diesem Aufwind ging es mir körperlich bescheiden. Ich hatte immer wieder schwere Krämpfe und musste aufpassen, meine Hosen am Heck nicht auszubeulen. Das kam jeweils plötzlich und ging plötzlich. Einmal ging es mir sehr gut und das andere Mal wachte ich auf, und ich konnte meine Gelenke kaum bewegen. Es war ein bisschen wie eine Lotterie, in der es vor allem Nieten und Trostpreise gab. Aber ich befand mich noch auf der Suche nach der richtigen Medikation.

Dank der Medikamente konnte ich immerhin wieder arbeiten. Aber für wie lange? Bis zum nächsten Rückfall? Dass ich momentan nicht in der Verfassung war, in meine alte Sendung Rehmann zurückzukehren, war klar. Es fehlte mir schlicht an Energie, um zwei Stunden live eine Talkshow durchzupowern.

Ich musste mich unangenehmen Fragen stellen. Macht eine Zusammenarbeit von SRF und mir überhaupt noch einen Sinn? Vor diesem Gespräch mit meinem Vorgesetzten konnte ich mich nicht drücken. Meine Arbeit war für mich immer weitaus mehr als nur ein Job. Ich definiere mich durch mein Schaffen. Ich bin meine Arbeit.

Also wurde in diesem Gespräch nicht nur über meinen Job, sondern über mich verhandelt. Ich spürte irgendwie, dass diese Erfahrung, die ich im Focus-Interview mit Franziska von Grüningen machen durfte, ein Wegbereiter zu etwas Größerem sein könnte. Ich wollte auch anderen chronisch oder psychisch kranken Menschen die Möglichkeit bieten, ihre Gefühlswelt zu offenbaren. Ich erlebte gerade am eigenen Leib, was es bedeutete, aus der Anonymität herauszutreten. Sich Verständnis zu verschaffen. Ich hatte das Glück, meinen Vorgesetzten von einem Pilotversuch überzeugen zu können, den ich autonom produzieren durfte.

WIR GEBEN DIR EINE STIMME

So erblickte schließlich eine neue Sendung auf SRF Virus das Licht der Welt: Rehman S.O.S. – Sick Of Silence. Mit mir als Hebamme und Oberarzt war ich doch schon selbst Stammgast in medizinischen Gefilden.

»Sick Of Silence« steht für eine der wichtigsten Erkenntnisse, die mir während der letzten Monate bewusst geworden war. Viele hatten genug vom Schweigen. Die Ängste, das Ausgestoßensein, die Scham. Aber auch die geheimen Wünsche und Sehnsüchte, die Gesunde wie Kranke besitzen. Wir sollten hinausgehen und über unsere Krankheiten sprechen. Ein Aspekt, der mir bei meiner eigenen Heilung sehr geholfen hatte. Jeder sollte seine Steine im Bauch ausspucken dürfen, auskotzen, ohne dass sich jemand darüber pikiert.

Um aufzuklären. Missverständnisse in der Gesellschaft zu verhindern. Wissen doch die wenigstens, mich eingeschlossen, wie wir mit einem chronisch oder psychisch Kranken umgehen sollen. Was diese sich wünschen. Wie fühlt sich einer, wenn er Depressionen hat? Wie kann man das verständlich machen? Wie kann ich als einfacher Dorfdepp helfen?

Nein, ich habe weder die passende Ausbildung noch die Kompetenz, über all diese Krankheiten zu urteilen. Aber ich kannte das Gefühl, plötzlich mit einer schweren Krankheit konfrontiert zu werden. Ich verspürte zu jedem meiner Gäste, die mir von nun an jeweils einmal in der Woche im Studio gegenübersaßen, eine starke Empathie und hörte einfach nur zu. Betrachtete einen Umstand auch mal aus philosophischen Gesichtspunkten.

Genau dieser Umstand schien mein Gegenüber zu entspannen. Endlich jemand, der nicht vor lauter Hilflosigkeit mit Ratschlägen um sich wirft, sondern zuhört. Den nötigen Raum gibt. Verständnis zu entwickeln für beispielsweise eine Angststörung. Erklären, dass man unter gewissen Belastungen einfach nicht mehr aufstehen kann und nicht einfach faul ist. Was geht im Kopf einer an Bulimie erkrankten Person vor? Genau diese Aufklärungsarbeit will S.O.S. angehen.

Wurde ich auf einmal zum Heiligen? Auch nicht. Ich war nun nicht besonders einfühlsamer geworden, aber auf jeden Fall hatte ich eigene Erfahrung im Gepäck. Konkrete Erlebnisse, die sich in ähnlichen Problemfeldern abspielten. Das hatte mich als Mensch verändert, sodass ich nun etwas mehr verstand und dadurch besser nachvollziehen konnte.

WIR TRAGEN ALLE EIN GEHEIMNIS IN UNS

Die Resonanz war toll. Vor allem von den Menschen, die zu mir in die Sendung kamen. Die meisten meiner Gäste meldeten sich nach der Ausstrahlung bei mir und erzählten, wie froh sie seien, diesen Schritt gewagt zu haben. Vor allem ihr näheres Umfeld hatte reagiert und sich bei ihnen gemeldet. Das hat nicht nur Missverständnisse lösen können. Denn selbst nahestehende Menschen wissen oft nicht, was der andere wirklich durchmacht.

Das Geräusch gefiel mir. Zu hören, wie Steine von Herzen fielen.

Ihre Probleme waren selbstverständlich nicht aus der Welt, aber sie merkten, dass sie mit ihrer Krankheit nicht allein waren. Sondern dass wir alle eins sind. Dass jeder etwas hat, das ihn belastet. Dass wir alles schaffen, wenn wir uns gegenseitig verstehen.

Meine eigenen Probleme waren durch die neue Sendung natürlich auch nicht aus der Welt. Leider. Aber ich war von meinem Arbeitgeber SRF sehr frei. Ich konnte selbstständig arbeiten, meine Termine selbst koordinieren. Wenn ich krank war, konnte ich ohne administrative Umwege ganz einfach absagen. Dadurch, dass ich die Sendung mit chronisch Kranken zusammen machte, kam mir natürlich viel Verständnis von den Betroffenen entgegen. Sie wissen, was es bedeutet, in einem Schub zu sein und nicht an Terminen erscheinen zu können. Natürlich musste ich auch Absagen von meinem Gegenüber entgegennehmen. Was mich früher gestresst und genervt hatte, gehörte nun zu einer Produktion dazu. Löste mittlerweile statt Ärger, Besorgnis aus. Ich kann mir heute nicht mehr erklären, warum das einmal anders war.

Dass die Sendung so gut angenommen wurde, war Beweis genug, dass sie dringend nötig war. Normalerweise war im Radio immer viel Schubidu und Lalala. Alle waren gut drauf, es ging um leichte Themen, aber das war nicht die Realität. Das war ein großer Verdrängungsmechanismus. »Oh, du hast jemanden mit Leukämie, die fast gestorben ist? Sie lag im Koma und erzählt, wie das war im Koma? Nein, du, das können wir nicht so einfach am Nachmittag im Radio bringen.« Ich finde, eben doch! Das bringt man an einem normalen Nachmittag. Wenn man sein Radio einschaltet, soll nicht nur heile Welt gespielt werden, um uns in unserer verzerrten Wahrnehmung zu unterstützen, sondern es soll ein Abbild von unserer Realität, unserer Gesellschaft sein.

Wenn ganz normal und offen damit umgegangen wird, wie zum Beispiel »Hey, ich habe die Diagnose, dass ich einen Nierentumor habe, und ich muss mir Gedanken machen, wie lange ich noch unter uns bin« – dann nimmt man so Berührungsängste.

OHNE FILTER

Immer dieses Spiel mit der guten Miene. Ich bin selbst Teil davon. Wenn mich jemand nach meinem Befinden fragt, antworte ich: »Gut«. Ich habe einfach keine Nerven, das immer im Detail wiederzugeben. Aber es gibt Orte, wo es hingehört, wie zum Beispiel in meine Radiosendung, in der man auf offene Ohren stößt. Das vereinfacht vieles. Dafür sollte Radio doch da sein, Medien überhaupt: Zur Kommunikation. Für alle.

Unser zeitgenössisches Menschenbild ist ein anderes, ein verzerrtes. Social Media und Werbung tun ihr übriges. Alle wollen stark sein. Krank scheint ganz weit weg von stark. Dabei ist es umgekehrt. Die, die mit einer Krankheit konfrontiert sind und sich trauen, damit hinauszugehen, das sind die starken Krieger. Die zeigen, dass sie sich nicht einschüchtern lassen oder trotzdem noch stehen. Oder noch stärker, sie zeigen, dass sie brechen können.

Erfolgsgeschichten hören wir alle gern. Es sind die Niederlagen, die uns ein unwohles Gefühl geben. Das will keiner hören, geschweige denn fühlen. Umso eindrücklicher war es, als ein junger Alkoholiker bei mir in der Sendung erklärte, wie sehr er unter seinem alkoholkranken Vater gelitten habe. Schön wäre es gewesen, wenn er nun die Geschichte seines eigenen erfolgreichen Entzuges angefügt hätte. Es hätte uns beruhigt. Es wäre gelogen gewesen.

S.O.S. behandelt nicht nur einseitig Geschichten von Leuten, die wie »rise like a Phoenix« völlig zerstört und nachher wieder gesund auferstehen. Menschen, die immer noch unter der Krankheit zu leiden hatten, waren genauso zu Gast, wie Menschen, die ihre Krise erfolgreich gemeistert hatten.

Oft musste ich bei den schlimmen Schicksalsschlägen schwer schlucken. Fast immer. Manchmal war es für mich zu Beginn eines Gespräches auch schwierig, die Situation richtig einzuschätzen.

Beispielsweise hatte ich gedacht, Schuppenflechte, das sei auf die lockere Schulter zu nehmen. Das seien einfach ein paar Pünktchen auf der Haut. Als mir jedoch eine junge Frau erzählte, wie eingeschränkt ihr Selbstbewusstsein durch diese Hauterkrankung sei und wie sie sich nicht traue, im Sommer einen Rock anzuziehen und sich offen zu zeigen im Freibad – da spürte ich ihren Druck und ihre Not. Das war aber nur ein winziger Einblick. Eine leise Ahnung, wie viel Leid dieses Schicksal wirklich auslöste.

Mit der Zeit erreichten mich immer mehr und mehr Nachrichten von Betroffenen. Zu viele Betroffene, zu wenig Sendeplätze, um diese Not abzubilden. Aber eine Bestätigung, dass sich meine Interviewpartner in diesem Format wohlfühlten. Gleichzeitig wurde mir schnell bewusst, dass wir mit »S.O.S. – Sick Of Silence« an Grenzen stoßen. Nicht jeder traut sich, öffentlich in einem Radiostudio zu sitzen, um über sein Schicksal zu sprechen und so anderen Mut zu machen. Zu intim und persönlich die Geschichten und doch wichtig mitzuteilen.

In regelmäßigen Abständen erreichten mich Nachrichten von Betroffenen, die eine starke psychische Belastung aushalten müssen und sich nicht trauen, darüber offen zu sprechen. Aus Angst vor Verurteilung, auf ihr Schicksal reduziert zu werden. Trotzdem sind sie sick of silence! Meist handelte es sich hier um Missbrauch oder sexuelle Gewalt. Nicht selten ausgeübt durch die eigenen Eltern oder die Verwandtschaft.

In meinem Posteingang taten sich wahre Abgründe auf. Nachrichten von Menschen, die ungeheures Leid und Pein erfahren hatten und schlimmer, noch immer davon verfolgt wurden. Das passte so gar nicht in das Bild der schönen, sauberen Schweiz, und es war deshalb umso wichtiger, diesen schweren Lebenswegen ein Gesicht zu geben. Der Gedanke war für mich nur schwer auszuhalten, dass man diese Schicksale unter den Teppich kehrt. Vor allem, da ich selbst den qualvollen Umstand kenne, nicht gehört zu werden.

Erst war es die Idee, diese erschütternden E-Mails und Nachrichten in meiner Sendung ganz einfach vorzulesen und den Absender zu anonymisieren. Rasch wurde mir jedoch klar, dass es mir bei diesem Vorlesen nicht möglich war, den Schmerz, den der Absender erleben musste, adäquat abzubilden. Ein anderer Weg musste gefunden werden. War es mir doch ein wichtiges Anliegen, dass der Zuschauer in die Gefühlswelt der Betroffenen eintauchen, mitfühlen kann.

TRAUMATISIERT, ABER NICHT SPRACHLOS

Ich traf mich mit einem Freund in einem Kaffee. Dort wurde die Idee geboren, die traumatischen Erlebnisse durch Schauspieler nachzustellen. Ein Schauspieler würde die Geschichte so wiedergeben, wie sie mir erzählt worden war. Das Gesicht eines Menschen ist der nachhaltigste Gefühlsträger überhaupt. Das musste doch also irgendwie möglich sein.

Und das war es auch! Der Ablauf war folgendermaßen: Ich telefonierte mit einer Person, die mir ihre Lebensgeschichte erzählen wollte. Der Schauspieler erhielt die Zusammenfassung dieser Aufnahme und formulierte daraus einen Monolog. Danach trafen der Schauspieler und ich uns mit der betroffenen Person.

Dies waren immer die emotionalsten Momente der gesamten Produktion. In dem Moment, als der Schauspieler seinen Monolog wiedergab, fingen die Tränen nur so an zu fließen. Die eigenen Erlebnisse aus dem Mund eines Schauspielers zu hören hat etwas Bewegendes. Zum ersten Mal fühlte sich die betroffene Person verstanden. Natürlich konnten nun Anpassungen vorgenommen werden, dass der Betroffene sich am Schluss ganz mit der Darbietung des Schauspielers identifizieren kann.

Dann ging es zur Aufzeichnung. Als Bildsprache wählten wir einen weißen Raum und einen blass geschminkten Schauspieler mit freiem Oberkörper. Wo das bei meinem Bandkollegen einst rohe Energie bedeutet hatte, strahlte es in diesem Kontext Stärke und Zerbrechlichkeit zugleich aus. Unser Schauspieler wurde quasi zur Leinwand. Eine Leinwand, bemalt mit den bedrückenden Farben eines traumatischen Erlebnisses.

Sehr eindrücklich fielen jeweils die Reaktionen nach der Ausstrahlung einer solchen Episode aus. Erleichterung und Dankbarkeit nicht nur von der betroffenen Person, ihre Geschichte endlich nach außen tragen zu können, sondern auch ganz viel Zuspruch von Menschen, die eine ganz ähnliche Situation erleben mussten. Wie gesagt, niemand ist mit seinem Schicksal allein. Jeder wird verstanden. Wir sind Hundertausende!

Lange Zeit dachte ich, ich hätten einen guten Umgang gefunden, diesen sehr belastenden Geschichten entgegenzutreten. Mittlerweile weiß ich, dass ich nicht immer gefestigt genug bin. Manche Nachrichten gehen mir so nahe, dass ich mich damit einfach nur überfordert fühle. Klar, ich gebe meinem Gegenüber Adressen der nötigen Opferhilfe weiter. Viele fühlen sich aber genau deshalb im Kontakt mit mir wohl, weil sie wissen, dass ich einfach nur zuhöre. Ohne den Anspruch zu heilen, alle Hebel in Bewegung zu setzen, und den Täter an den Pranger zu stellen.

Das schien mir oft eine wirklich hilfreiche Haltung zu sein. Wenn uns jemand sein tragisches Schicksal anvertraut, nicht gleich »Oh Gott! Oh Gott!« schreien, sondern einfach hinhören. Verstehen. Wenn möglich, in den Arm nehmen. Das heilt schon ganz viel. Wir sind nicht machtlos und müssen uns auch nicht überfordern lassen vom Leben.

Klar, schöne Geschichten hören wir alle gern. Aber die schlimmen, tragischen, sie gehören genauso zum Leben und sollten nicht konsequent verdrängt oder kaschiert werden.

Vorerst scheint es noch ein Wunschtraum von mir zu sein, dass sich mehr Kinder in den Schulen trauen, offen über den schlagenden Vater oder die alkoholkranke Mutter zu äußern. Dass ihnen zugehört wird. Dass es Hilfe für sie gibt. Stattdessen schlucken sie alles tief in sich hinein und entwickeln ihre ganz eigenen Steine im Bauch.

Einmal schwer durchatmen. Puh.

Der Schwere im Leben sollte man mit Leichtigkeit entgegenwirken. Nicht unbedingt Schubidu und Lalala, aber wenn es heißt, das Leben sei ein Drama, dann bedeutet das doch, dass es nicht nur Tragödie, sondern auch Komödie beinhaltet. Je nach Blickwinkel.

WENN DU NICHT MEHR WEITERWEISST, UMARME DIE KATZE

Ich wollte versuchen, etwas mehr Komödie in mein Leben zu lassen. Deshalb ging es bei meinem nächsten Projekt nicht um Verlust, eines Dickdarms etwa, sondern vielmehr um Zuwachs. Ich sollte zwei kleine Kätzchen bekommen. Britische Kurzhaarkatzen. Superherzige, kleine Kätzchen. Endlich! Ich bin mit Katzen aufgewachsen und habe Katzen immer geliebt. Doch ich hatte bislang nie eigene Katzen gehabt, weil ich das Gefühl hatte, ich hätte keine Zeit für sie. Ich hatte zu viel Stress. Ich war ja immer am Herumhypern und nie daheim.

Nun, durch die Krankheit, war ich natürlich viel öfters zu Hause. Eigentlich immer. Endlich hatte ich Platz und Zeit für Katzen, und das freute mich. Ich musste noch für den Balkon ein Netz montieren, und natürlich eben all das Zeug einkaufen, was eine Katze halt so braucht. Im Gegenzug würden sie mich sicher entspannen und Nähe geben. Das war der Deal. Ich freute mich extrem auf die Katzen, und mein neues Leben konnte beginnen. Zu Hause.

KAPITEL 18

DAS HAUS BRENNT

Ich war zwar wieder auf freiem Fuß, an dem nun zwei süße Kätzchen herumbissen, konnte einigermaßen stehen, aber ich trauerte. Trauerte um geschlossene Türen, verbaute Wege, brennende Häuser. Ich war noch nicht so weit in der Verarbeitung, dass ich weitergehen konnte ohne zurückzublicken.

Oft hörte ich Sätze von Leidensgenossen wie »Diese Krankheit hat mir die Augen geöffnet.« Oder »Rückblickend vermisse ich mein altes Leben nicht.« An diesem Punkt war ich zu diesem Zeitpunkt noch nicht. Ich würde mein altes Leben sofort gegen das jetzige eintauschen. Ohne mit der Wimper zu zucken.

Wieso gerade ich? Wieso bekam gerade ich eine chronische Krankheit? Darüber gab mir keine Broschüre der Welt, keine Möhrensuppe, kein Heiler des Universums jedweder Gesinnung eine eindeutige Antwort. Warum?

Als der erste Winter kam, begann ich, mir diese Fragen oft zu stellen. Draußen vereiste alles, und in mir brannte es. Umso mehr ich darüber nachdachte, in meiner Vergangenheit wühlte, zeichnete sich für mich ein immer klarer werdendes Bild ab. Die spitzen Steine in meinem Bauch, sie waren schon länger da, schon seit meiner Kindheit und Jugend.

Ich hatte mich selbst zum Verdrängungsprofi erzogen. Gute Miene zum bösen Spiel, ein Grinsen zur Trauerfeier auflegen – mein Fachgebiet. Meine ganze Wohnung könnte in Flammen stehen, und ich würde das mit dem Spruch »ach, das ist nur der Wäschetrockner, der etwas Wärme abgibt« abtun. Solange ich einem Ereignis keine Beachtung schenke, ist es nie passiert. Diese Verdrängungsstrategie stößt jedoch an seine Grenzen, wenn die Situation beim besten Willen nicht mehr zu überspielen ist. Wenn es blutet.

Daneben legte ich mir, wie schon angesprochen, eine weitere Verarbeitungsstrategie als Kind zu: »das Theaterstück.« War eine Situation so schlimm, schlichtweg nicht mehr auszuhalten, stellte ich mir vor, dass wir alle ein Theaterstück aufführen würden. Ich spielte die Hauptrolle in einem abgefuckten Broadwaystück, european Mittelschicht-Drama. Denn wäre es echt, wäre es nicht auszuhalten.

WER KONTROLLIERT MEINE GEDANKEN?

Meine Kindheit und Jugend lag bereits zehn Jahre zurück, als ich mich ihr stellte. In meiner wöchentlichen Gesprächstherapie wurde ich zu Beginn oft von Heulkrämpfen heimgesucht, ohne genau zu wissen, was los war. Da war nur dieses Gefühl, etwas unglaublich Schlimmes getan zu haben.

Dieses Gefühl war für mich jedoch Bremse und Antrieb zugleich, so sehr hatte ich es verinnerlicht. Das Produkt dieses Wahnsinns war mein kreativer Output. Die Bremse war eine Angst, die wellenartig über mich, über meinen ganzen Körper einbrach und mich mit einem schlechten Gewissen zurückließ.

Wenn das alles nicht mehr auszuhalten war, musste ich mich selbst von meinen Gedanken abstrahieren. Das, was es da in meinem Kopf denkt, das bin ich nicht. Das kann ich nicht sein. Ich hatte schließlich keine Kontrolle darüber. Die Gedanken fühlten sich eher an wie Atmen. Einatmen – Ausatmen. Das war kein aktiver Prozess, der von mir gesteuert wurde.

Genauso verhielt es sich mit meinen Gedanken. Es dachte einfach. Selten angenehme Gedanken. Auch nachts. In meinen Träumen. Ich hatte keine Kontrolle über diesen Prozess. Vielleicht wurde ich deshalb zum Schlafwandler? Dieses Verdrängte mochte eine eigene Lebensform entwickelt haben. Alles, was ich tun konnte, war Abstand von meinen eigenen Gedanken zu nehmen und zu hinterfragen: Ist dieser Gedanke wirklich wahr? Kann das tatsächlich sein, dass ich schuldig bin?

AUSGEWIESENER HOSENSCHEISSER

Nun, mit Mitte 30, bin ich der Typ, der sich regelmäßig in die Hosen kackt. Neben einer extra Portion Deodorant trage ich jetzt auch immer eine blaue Karte mit folgender Aufschrift bei mir: »Bitte helfen Sie! Der Inhaber dieser Karte benötigt aus medizinischen Gründen dringend eine Toilette. Danke!« Die Bitte um Hilfe stand eigentlich schon als Kind in meinem Gesicht, nur konnte oder wollte sie niemand lesen.

Obwohl ich diese Karte jederzeit griffbereit in meiner Geldbörse trage, dient sie mehr als lustiges Gimmick, wenn ich unter Freunden peinliche Geschichten auspacke. Leider schützt sie nicht vor Darmalarm. Dieser kommt natürlich in den misslichsten Momenten, mit einer äußerst knappen Vorankündigung: Wenn ein Fax aus Darmstadt reinkommt, habe ich maximal eine Minute Zeit, den nächsten Porzellanladen aufzusuchen.

Umso mehr ich mich dann beeile, umso größer wird der Druck. Perfid. Meist kacke ich mir 3–5 Meter vor der nächsten Toilette in die Hose. Der befreiende Akt wartet nicht, bis der Herr auf dem Donnerbalken Platz genommen hat, oh nein! Die Lokusblume erblüht in voller Pracht, in der Hose, im besten Fall nur Zentimeter vor dem rettenden Toilettenrand.

Ich lasse den Kopf dann hängen. Ausnahmesituation. Alles verkackt. Im wahrsten Sinne des Wortes. Sich von der ganzen Scheiße befreien. Mit kaltem Schweiß und zittrigen Händen. Und dann kommt die Einsicht: »Das wird wohl noch ein paar Jahre so weitergehen«.

Aber Scheiße passiert. Jeden Tag. Das können wir nicht kontrollieren. Aber wie wir damit umgehen, das können wir beeinflussen.

Wenn man sich in der Öffentlichkeit eine Lehmhütte in die Hosen baut, fühlt sich das jeweils wie eine kleine Panikattacke an. An der Tankstelle, im Einkaufszentrum, oder im Klub auf einer Party. Ich habe in den unpassendste Momenten Schokomuffins gebacken. Die größte Herausforderung: Den illegalen Transport zu vertuschen. Das erfordert eine schauspielerische Leistung eines Oscar-Preisträgers. Unvergessen bleibt da die Afterparty der Swiss Music Awards 2017. Das wird schon. Habe schließlich genug Imodium getankt. Dachte ich.

Kaum war ich im Klub, meldete sich neben einer guten Freundin auch Hans Dampf zwischen meinen Backen. Eine innige Umarmung hinderte mich daran, gleich Hals über Kopf in die Keramikabteilung zu stürzen. Dieser Moment kommt einer außerkörperlichen Erfahrung nah, einer Astralreise. Da spare ich mir die Fahrt in den Amazonas zur Ayahuasca-Farm. Stattdessen finde ich mich in Trance auf der Klubtoilette. Die verkackten Unterhosen unauffällig verschwinden zu lassen, ist hierbei das kleinste Problem. Flecken vertuschen, Frisur richten, weitermachen. Keiner hat was bemerkt.

STRESS IST GIFT

Dass ein Schub von der Psyche ausgelöst werden kann, ist für mich so klar wie das Amen in der Kirche. Stress ist Gift! Druck ist Toxikum! Ich erhalte das Feedback unmittelbar und muss zur Toilette rennen. Eine solche Krise vermag es, meine ganzen Erfolge, die ich mühselig erarbeitet habe, zunichtezumachen.

Beispiel gefällig? Unser Bassist »Massen Mord« hat sich tatsächlich getraut, im wahrsten Sinne des Wortes. Wir als seine Bandkollegen hatten den Plan, ein Hochzeitslied für ihn zu komponieren. Pläne sind bekanntlich dazu da, über den Haufen geworfen zu werden. Also wurde kurzerhand ein kleines Hochzeitsvideo daraus, wieso wir mit dem Produzieren eines Hochzeitssongs gescheitert sind. Das hat auch wunderbar geklappt.

An meinem Arbeitsplatz setzte ich mich tags darauf an den Schreibtisch, um das Video zu schneiden. Ich hatte das Ganze mit mehreren Kameras auf mehreren Speicherchips aufgenommen. Die Zeit drängte: Schon zwei Tage später sollte das Video fertig sein. Eine Hochzeit zu verschieben, schien mir etwas schwierig. Aber easy, hatte ich doch schon oft andere Hauruck-Projekte pünktlich zur Deadline rausgehauen. Also ran an den Laptop, Speicherkarten rüberspitzen und ab die Post!

Die erste Speicherkarte hatte viel altes Material von vergangenen Bandproben drauf und wurde gleich komplett gelöscht. Auf Chip Nummer zwei waren auch nicht die richtigen Aufnahmen drauf. Demnach musste alles auf Speicherkarte Nummer drei sein. Die war leer? Schock!

Es rumpelte in meinem Bauch. Hatte ich jetzt tatsächlich in der Hektik die Aufnahmen von Chip 1 gelöscht? Fuck, ich hatte natürlich auch schon den Papierkorb geleert. Ich sprang auf und stürzte auf die Toilette. In einem üblen Krampf musste ich mich entleeren. Dabei war doch vor 10 Minuten noch alles in Ordnung. Erst vor drei Tagen hatte ich mit Prof. Dr. Rogler meine Blutwerte abgefeiert!

Ich schleppte mich zurück an meinen Laptop. Tatsächlich alles weg. Sofort wurde nach Wiederherstellungsprogrammen gegoogelt – schon wieder musste ich aufs WC rennen. Krampfartiger Stuhlgang.

Während ich mich nun fragte, woher all dieser Stuhlgang kam, versuchte ich, mich zu beruhigen. Meine Freunde würden Verständnis für diesen Fehler zeigen. Die Hochzeit würde trotzdem stattfinden. Oder?

Ich kaufte mir ein Rettungsprogramm für einhundert Franken. Kurze Erleichterung, als dieses die verlorenen Ordner entdeckte. Ernüchterung, als bei der Reparatur nur

Schwarzbild zu sehen war. Ich versuchte, mich selbst mit dem Gedanken zu beruhigen, wie wichtig es doch war, gelassen zu bleiben, als ich schon vom nächsten Krampf geschüttelt wurde und in allerletzter Sekunde eine Explosion ins stille Örtchen knallte.

Ich konnte das alles beim besten Willen nicht kontrollieren, obwohl ich mir klarmachte, dass das kein Weltuntergang sei. Mein Körper hatte übernommen und entschieden, Panik zu schieben respektive einen Schub zu produzieren, obwohl mein Verstand die Situation als gar nicht so tragisch einstufte. Machtlos ergab ich mich den Bauchschmerzen.

Als ich an den Schreibtisch zurückschlurfte, fiel mir eine vierte Speicherkarte auf, die neben den Kameras lag. Da waren die Aufnahmen drauf. Ich musste erst fünf Stunden später wieder zur Toilette. Ohne Krämpfe.

KÖRPERKONTROLLE

Zu akzeptieren, dass mein Körper autonom funktioniert und ich nur bedingt Kontrolle über ihn habe, das fällt mir bis heute schwer. Wahrscheinlich kennen manche Herren oder aufmerksame Damen ein anderes, ähnliches Phänomen: die spontane Erektion. Auf einen äußeren Reiz reagiert, kann sich gegen die Standing Ovation nicht gewehrt werden, ausgenommen vom Formen eines auffälligen Feigenblattes mit den Händen.

Die Koppelung von Stuhlgang und Psyche fiel mir bei der Howard-Stern-Show vom 28. Juni 2017 beim Zähneputzen ins Ohr. Stolz schlürfte Howard seinen großen Kaffee, den er sich jeden Morgen bei Dunkin' Donuts besorgt. Steve aus Ohio kam in die Leitung und unterstellte Howard nun, kein normaler Mensch zu sein. Er sei im höchsten Maße irritiert, wie Howard nicht gleich aufs Scheißhaus müsse, nachdem er so einen großen Kaffee getrunken habe.

Howard holte nun etwas aus und erklärte, dass das für ihn der Beweis sei, dass die Psyche die stärkste Waffe sei, einen Körper zu heilen oder zu kontrollieren. Morgen, an seinem freien Tag, wenn er seinen Kaffee getrunken hätte, würde er fünf Minuten später auf dem Donnerbalken Platz nehmen. Richtig viel würde da bei ihm rauskommen. Wenn er sich aber hier, live in seinem Radiostudio, befindet, hätte er keinen Drang, auf die Toilette zu müssen. Sein Körper würde dichtmachen. Er müsse im Radiostudio nie das WC aufsuchen und könnte sich das bis heute nicht erklären. Wie sei das möglich? Alles Kopfsache. Sogar scheißen würde man zuerst im Kopf.

Das Unglaubliche daran sei, dass diese unwillkürlich erscheinende Sache gar nicht so unwillkürlich sei. Er hätte nicht das Gefühl, nun auf die Toilette zu müssen. Wäre er aber zu Hause, müsste er bestimmt. Howard führte weiter in seiner augenzwinkernden aber doch ernsten Art aus, dass er unterbewusst so ein Kontrollfreak sei, dass er sogar unterbewusst seinen Stuhlgang beeinflussen könne. Das sei seine Superpower! Vielleicht ließe ihm die leichte Anspannung, wenn er auf Sendung sei, vor einem Stuhlgang abhalten.

Für mich schien das umgekehrt zu funktionieren. Ich behalte die Kontrolle, wenn ich entspannt bin, und verliere diese, sobald ich unter Druck stehe. Bewusst oder unbewusst.

So viel zu meiner eigenen wissenschaftlich fundierten Studie von Psyche und Stuhlgang. In den USA gibt es dagegen eine renommierte Kinderärztin, Nadine Burke Harris, die einen eigenen Erklärungsansatz für das Entstehen von schweren Krankheiten hat. Ein Ansatz, der mir sehr einzuleuchten begann.

Dafür findet sie ein einfaches Bild:

»DER BÄR IM WOHNZIMMER«

Der Mensch ist bekanntlich durch seine lange Evolution geprägt. Früher, als wir uns auf der Jagd befanden, mussten wir in Gefahrensituationen schnell flüchten. Wenn wir zum Beispiel im Wald auf einen Bären trafen, versetzte uns unser Körper in einen Alarmzustand, damit wir schnell abhauen können. Im Wald.

Was aber, wenn der Bär zu Hause im Wohnzimmer ist? Fight or flight. Oder Colitis ulcerosa.

Ich möchte nicht behaupten, dass dies die einzige Ursache für meine Krankheit ist, fand auch keine Bestätigung im Gespräch mit Prof. Dr. rer. nat. Ulrike Ehlert (siehe Seite 197 ff.), die sich mit dem Einfluss der Psychosomatik auf die Krankheit auskennt. Noch möchte ich viel weniger irgendjemandem eine Schuld für meine Krankheit zuschieben. Jeder ist in seiner eigenen Geschichte gefangen.

Aber ich suchte nach Ursachen, ich brauchte Erklärungen – und meine Erlebnisse deckten sich mit den Gedanken von Nadine Burke Harris. Deswegen ist es mir ein Anliegen, über ihren Ansatz zu sprechen, eben weil wir darüber reden müssen. Kein Schweigen mehr.

NADINE BURKE HARRIS IM TED-TALK

Ein Kindheitstrauma ist nichts, was man einfach überwindet, wenn man erwachsen wird. Die Kinderärztin Nadine Burke Harris erklärt, dass wiederholter Stress durch Misshandlung, Vernachlässigung oder Eltern, die mit psychischen Störungen oder Substanzmissbrauch zu kämpfen haben, nachweisbar die Entwicklung des Gehirns beeinflusst. Dies wirkt sich das ganze Leben lang aus. Jene, die schwere Traumata erfahren haben, zeigen ein dreifaches Risiko, an einer Herzkrankheit oder Lungenkrebs zu erkranken. Hier ein leidenschaftlicher Appell an die Kindermedizin, die Vorbeugung und Behandlung von Traumata voranzutreiben.

»Mitte der 90er Jahre entdeckten zwei wichtige Gesundheitseinrichtungen eine Ursache, die drastisch das Risiko für 7 der 10 führenden Todesursachen in den USA erhöht. In hohen Dosen beeinflusst diese die Entwicklung des Gehirns, das Immun- und das Hormonsystem und sogar die Beschaffenheit der DNS. Menschen, die hohen Dosen ausgesetzt waren, erkranken dreimal öfter an Herzkrankheiten und Lungenkrebs und haben eine 20 Jahre kürzere Lebenserwartung. Trotzdem kennen Ärzte heute keine Routineuntersuchung oder -behandlung. Es geht nicht darum, Pestiziden oder Chemikalien ausgesetzt zu sein. Ich spreche vom Kindheitstrauma.

Über welche Art der Traumatisierung spreche ich? Ich spreche nicht vom Scheitern bei einer Prüfung oder einem verlorenen Basketballspiel, sondern von Einflüssen, die so schlimm oder erschütternd sind, dass sie uns unter die Haut gehen und unsere Physiologie ändern. Es sind Dinge wie Misshandlung oder Vernachlässigung, eine Kindheit mit Eltern, die an einer psychischen Störung oder unter Substanzmissbrauch leiden.

Lange Zeit sah ich diese Dinge so, wie ich dafür ausgebildet war – als soziales Problem: an Sozialeinrichtungen verweisen –, oder als psychisches Problem: an Psychiatrieeinrichtungen verweisen. Dann passierte etwas, das mich über meine bisherige Einstellung nachdenken ließ. Nach meiner Facharztausbildung wollte ich dahin gehen, wo ich wirklich gebraucht werde, dorthin, wo ich etwas bewegen könnte. Deshalb arbeitete ich für das California Pacific Medical Center, eines der besten Privatkrankenhäuser im Norden Kaliforniens. Gemeinsam eröffneten wir eine Klinik in Bayview-Hunters-Point, eine der ärmsten und unterversorgtesten

Gegenden in San Francisco. Vor diesem Zeitpunkt gab es in ganz Bayview nur einen Kinderarzt, der für über 10.000 Kinder zuständig war. Wir eröffneten eine Praxis und boten erstklassige Behandlungen unabhängig von der Bezahlung an. Das war so schön. Wir stürzten uns auf die typischen Versorgungslücken, wie Zugang zu Einrichtungen, Impfaktionen, schwere Asthmafälle, und wir erreichten alle unsere Ziele. Wir waren sehr stolz auf uns.

Dann bemerkte ich einen beunruhigenden Trend. Viele Kinder wurden mit ADHS zu mir überwiesen, bekannt als Aufmerksamkeits-Defizit-Hyperaktivitäts-Störung. Nach der Untersuchung und Begutachtung der Krankheitsgeschichte konnte ich bei den meisten Patienten der Diagnose ADHS nicht zustimmen. Die meisten Kinder, die ich untersuchte, hatten ein so schweres Trauma erfahren, dass ich einen anderen Zusammenhang vermutete. Ich musste etwas Wichtiges übersehen haben.

Vor der Facharztausbildung machte ich meinen Master in Öffentlichem Gesundheitswesen. Man brachte uns darin bei: Wenn Sie als Arzt 100 Kinder untersuchen, die alle aus der gleichen Quelle trinken, und 98 von ihnen bekommen Durchfall, können Sie einfach ein Rezept für unzählige Dosen Antibiotika verschreiben oder Sie können sagen: ›Was zur Hölle ist in dieser Quelle?‹ Ich las alles darüber, was ich in die Hände bekam, wie negative Einflüsse die Entwicklung von Gehirn und Körper bei Kindern beeinflussen.

Eines Tages kam ein Kollege in mein Büro und sagte: ›Dr. Burke, haben Sie das schon gesehen?‹ In der Hand hielt er die Kopie einer Studie über schlechte Kindheitserfahrungen [Adverse Childhood Experiences Study]. Dieser Tag änderte meine tägliche Praxis und schließlich meinen Berufsweg.

Diese Studie sollte jeder kennen. Sie wurde durchgeführt von Dr. Vince Felitti und Dr. Bob Anda, die gemeinsam über 17.500 Erwachsene über ihre schlechten Kindheitserfahrungen, sogenannte ACEs, befragten. Diese betrafen körperlichen, emotionalen oder sexuellen Missbrauch; körperliche oder emotionale Vernachlässigung; psychische Störungen, Substanzmissbrauch oder Inhaftierung der Eltern; Trennung oder Scheidung der Eltern sowie häusliche Gewalt. Für jedes Zutreffen erhält man einen Punkt zu seinem ACE-Wert. Dann verglichen sie den ACE-Wert mit dem Gesundheitszustand. Heraus kam Verblüffendes. Es waren zwei Dinge: Erstens, solche Erfahrungen sind weit verbreitet. 67 Prozent der Bevölkerung erleben wenigstens eine und 12,6 Prozent, also jeder Achte, vier oder mehr dieser Erfahrungen. Sie fanden außerdem heraus, dass es eine Wechselwirkung zwischen ACEs und dem Gesundheitszustand gibt. Je höher Ihr ACE-Wert, umso schlechter ist Ihr Gesundheitszustand. Für eine Person mit einem ACE-Wert von wenigstens vier war das relative Risiko für eine chronische Lungenerkrankung 2,5-mal größer als bei jemand mit einem ACE-Wert von 0. Für Hepatitis war es das 2,5-Fache. Für Depression war es das 4,5-Fache. Für Selbstmordgefährdung war es das 12-Fache. Eine Person mit einem ACE-Wert von sieben oder mehr hat ein 3-faches Lungenkrebsrisiko und das 3,5-fache Risiko, ischämische Herzkrankheit zu entwickeln, die häufigste Todesursache in den USA.

Nun, das ist nachvollziehbar. Einige Leute schauen auf diese Daten und sagen: ›Ach komm, wenn man eine harte Kindheit hat, trinkt und raucht man eher und macht vieles, was die Gesundheit ruiniert. Da ist kein Zusammenhang, das liegt an dem schlechten Verhalten.‹

Genau an dieser Stelle kam die Wissenschaft ins Spiel. Wir verstehen jetzt besser als zuvor, wie frühzeitig erlebtes Leid die Entwicklung von Gehirn und Körper bei Kindern beeinflusst. Es beeinflusst Bereiche wie den Nucleus accumbens, das ist das Belohnungszentrum des Gehirns und verantwortlich für die Entstehung von Sucht. Es hemmt den präfrontalen Cortex, der notwendig für die Impulskontrolle und ausführende Funktionen ist, einem entscheidenden Bereich für das Lernen. Auf MRT-Bildern sehen wir messbare Unterschiede bei der Amygdala, das Gehirnareal, das auf Angst reagiert. Es gibt also einen neurologischen Grund, warum Leute, die hohen Dosen von Leid ausgesetzt waren, zu Risikoverhalten neigen. Es ist sehr wichtig, das zu wissen.

Auch wenn man nicht zu Risikoverhalten neigt, hat man trotzdem ein höheres Risiko an Krebs oder am Herzen zu erkranken. Der Grund hierfür liegt in der Hypothalamus-Hypophysen-Nebennieren-Achse, dem Stressreaktionssystem von Körper und Gehirn, das die Kampf- oder Fluchtreaktion regelt. Wie funktioniert das? Stellen Sie sich vor, Sie treffen im Wald auf einen Bären. Ihr Hypothalamus sendet sofort Signale zu Ihrer Hypophyse, die Ihrer Nebenniere signalisiert: ›Stresshormone ausschütten! Adrenalin! Cortisol!‹ Also beginnt Ihr Herz zu schlagen, die Pupillen weiten sich, die Atemwege öffnen sich, und Sie sind bereit, den Bären anzugreifen oder vor ihm wegzulaufen. Das ist wunderbar, wenn Sie in einem Wald sind und dort ein Bär ist. (Lachen) Problematisch wird es, wenn Sie dieser Bär jede Nacht besucht und dieses System wieder und wieder und wieder aktiviert wird. Aus einem Lebensretter wird so ein Gesundheitsrisiko.

Kinder sind besonders empfindlich für diese wiederholte Stressaktivierung, weil sich ihre Gehirne und Körper gerade erst entwickeln. Häufiges Auftreten von Leid beeinflusst nicht nur die Hirnstruktur und -funktion, sondern auch die Entwicklung des Immunsystems, des Hormonsystems und sogar die Art, wie unsere DNS funktioniert.

Diese Information ließ meine Ausbildung wertlos erscheinen. Denn wenn man die Wirkungsweise einer Krankheit versteht, wenn man nicht nur weiß, welche Funktionen gestört sind, sondern auch wie, dann ist es die Pflicht eines Arztes, dieses Wissen zur Vorbeugung und Behandlung zu nutzen. Genau das tun wir.

In San Francisco schufen wir daher ein Erholungszentrum für junge Menschen, um ACEs und schädlichem Stress vorzubeugen, zu beobachten und zu heilen. Wir begannen mit Standardüberprüfungen bei jedem unserer Kinder bei der regulären Untersuchung. Wenn meine Patientin einen ACE-Wert von 4 hat, weiß ich, dass sie 2,5-mal wahrscheinlicher Hepatitis oder eine Lungenkrankheit entwickelt, dass sie 4,5-mal wahrscheinlicher depressiv wird, und dass sie 12-mal wahrscheinlicher Selbstmord begeht als meine Patientinnen mit 0 ACEs. Ich weiß das, wenn sie in meinem Behandlungszimmer ist. Bei Patienten mit positivem Screening arbeitet ein gemischtes Behandlungsteam daran, die Dosis des Leids zu senken und die Symptome zu behandeln. Dazu gehören Hausbesuche, Koordination der Fürsorge, psychologische Beratung, Ernährung, umfassende Maßnahmen und ja, auch Medikamente, falls nötig. Wir informieren auch die Eltern über die Folgen von ACEs und schädlichem Stress, genau wie wir uns um Kindersicherungen oder Bleivergiftungen kümmern würden oder die Pflege von Asthmatikern oder Diabetikern maßschneidern. Sie brauchen vielleicht intensivere medizinische Behandlung angesichts der Veränderungen des Hormon- und Immunsystems.

Wenn man diese Hintergründe verstanden hat, möchte man es von allen Dächern rufen, weil das nicht nur die Kinder in Bayview betrifft. Nach dem Bekanntwerden dieser Tatsachen erwartete ich mir Routinescans, gemischte Behandlungsteams und ein Streben nach der bestmöglichen klinischen Behandlung.

Nun, das ist nicht passiert, und das war eine wichtige Erfahrung für mich. Was ich als einfach bestes klinisches Verfahren ansah, verstehe ich nun als eine Bewegung.

Dr. Robert Block, ehemaliger Präsident der Amerikanischen Akademie der Kinderärzte, sagte: ›Tragische Kindheitserfahrungen sind die häufigste unbeachtete Krankheitsursache, mit der unsere Nation heute konfrontiert ist.‹

Für viele Menschen ist dies eine erschreckende Zukunftsaussicht. Die Ausmaße des Problems scheinen so überwältigend, dass man sich mit der Auseinandersetzung überfordert fühlen könnte. An dieser Stelle beginnt für mich die Hoffnung. Denn wenn wir den richtigen Rahmen setzen, wenn wir dies als allgemeine Gesundheitskrise verstehen, dann können wir die richtigen Werkzeuge für die Lösung nutzen. Von Tabak über Bleivergiftung bis HIV/AIDS weisen die Vereinigten Staaten eine solide Erfolgsgeschichte bei der Bekämpfung allgemeiner Gesundheitsprobleme auf. Um diese Erfolge bei ACEs und schädlichem Stress zu wiederholen, braucht es Entschlossenheit und Engagement. Wenn ich die bisherige Reaktion unseres Landes betrachte, möchte ich wissen, warum wir das nicht ernster genommen haben.

Zuerst dachte ich, dass wir das Problem verdrängen, weil es uns nicht betrifft. Das ist ein Problem für jene Kinder in jenen Gegenden. Das ist seltsam, weil die Daten das nicht belegen. Die Teilnehmer der Originalstudie waren zu 70 Prozent hellhäutig und zu 70 Prozent Hochschulabsolventen. Als ich mit mehr Menschen darüber sprach, begann ich zu glauben, dass ich es verkehrtherum angegangen war. Wenn ich fragen würde, wie viele Leute in diesem Raum neben einem psychisch erkrankten Familienmitglied aufgewachsen sind, wette ich, dass ein paar Hände hochgehen würden. Bei der Frage, wie viele Leute einen Elternteil hatten, der zu viel trank oder glaubte, dass Schläge einem Kind nicht schaden, würden sicher noch mehr Hände hochgehen. Selbst in diesem Raum betrifft dieses Problem viele von uns, und ich fange an zu glauben, dass wir dieses Problem verdrängen, weil es uns betrifft. Vielleicht ist es einfacher, es an anderen Orten zu sehen, weil wir nicht darauf schauen wollen. Wir werden lieber krank.

Wissenschaftlicher Fortschritt und wirtschaftliche Gegebenheiten nehmen dieser Option mit jedem Tag die Daseinsberechtigung. Die Zusammenhänge sind klar: Frühzeitiges Leid beeinflusst die Gesundheit für das ganze Leben enorm. Wir beginnen heute zu verstehen, wie wir die Entwicklung von frühem Leid über Krankheit zu frühem Tod unterbrechen können. In 30 Jahren wird ein Kind mit hohem ACE-Wert, unbemerkten Verhaltenssymptomen, ohne Asthmaversorgung, das beginnt Bluthochdruck, frühe Herzerkrankungen oder Krebs zu entwickeln, so ungewöhnlich sein wie heute der Tod nach sechs Monaten durch HIV. Leute werden sich fragen: ›Was zum Teufel ist da passiert?‹ Das ist behandelbar. Das kann überwunden werden. Die absolut wichtigste Sache, die wir heute brauchen, ist der Mut, dem Problem ins Gesicht zu schauen und zu sagen, dass es real ist und uns alle betrifft. Ich glaube, dass wir diese Bewegung sind.«

Was mein ACE-Score ist, ist an dieser Stelle nicht wichtig. Solche Themen sollten mit einem Psychologen in einem geschützten Rahmen besprochen werden, wie ich es bereits schon länger tue. Wir versuchen dort gemeinsam, Lösungen zu finden. Vielmehr hatte ich als Kind oft Bauchschmerzen. Meine Überforderung, mein psychischer Druck, manifestierte sich also früh im Bauch. Ich denke, jeder Mensch hat da so seine eigene Schwachstelle.

Einmal war ich als Knirps deswegen im Laufenburger Krankenhaus. Die akuten Schmerzen konnte man dann zum Glück irgendwie wieder lösen. Verstopfung, hieß es damals. Nach zwei Nächten wurde ich entlassen. Es wurde auch nicht genauer nachgefragt, geschweige denn irgendeine Hilfe angeboten.

Obwohl ich im Gegenzug nicht wüsste, ob ich als kleiner Junge Hilfe angenommen hätte. Wahrscheinlich wäre ich nicht zum Psychologen gegangen. Das wäre mir einfach zu unangenehm gewesen. Auf dem Pausenplatz oder an der Uni oder am Arbeitsplatz, da will doch niemand der psychisch Gestörte sein, der zum Psychodoktor muss. Heute weiß ich es besser und bin froh, dass ich mich endlich getraut habe, mich nach außen zu drehen und Kameras aufzubauen und darüber zu reden, wie ich mich fühle.

Früher aber hatte ich extreme Angst, dass jemand alles herausfinden könnte. Ich schämte mich. Ich habe mich richtig fest geschämt, und ich hätte auf keinen Fall gewollt, dass es irgendwer merkt, dass irgendetwas mit mir nicht stimmt. Ich verdrängte. Innen wie außen. Mein Theaterstück. Ich war richtig gut darin. Deshalb bin ich wohl Moderator geworden, der ideale Beruf für mich. Ich war Profi darin, nach außen so zu tun, als sei alles in bester Ordnung, die Hauptaufgabe eines Moderators. Die meisten Menschen würden sich wohl nur schon beim Gedanken daran in die Hosen scheißen, auf einer großen Bühne eine Ansprache zu halten. Heute ist das bei mir auch so. Wortwörtlich. Damals aber konnte ich geschickt meine allgemeine Nervosität und Überforderung überspielen. So gut, dass es mein Beruf wurde. Sodass ich lockere Interviews mit Nena, Campino von den Toten Hosen oder Billie Joe Armstrong von Green Day halten konnte.

DAS SCHLECHTE BAUCHGEFÜHL

Die Krankheit trifft die unterschiedlichsten Menschen. Denn natürlich hat man eine Autoimmunkrankheit als Veranlagung in den Genen, das scheint zumindest erwiesen. Meine Gedanken kreisten in diesen erdrückenden Wintertagen um mich allein, um meine Colitis ulcerosa, die nun gerade wieder aktiver wurde. Die Texte und Interviews von Nadine Burke Harris halfen mir, teilweise zu verstehen.

Ich brauchte diese Antworten und mir wurde klar, dass für mich psychischer Druck eine enorme Rolle spielte. Dieses Gefühl im Bauch. Diese Schwere, dieses Krampfen und Ziehen. Diese Steine. Man kann gern darüber diskutieren, was zuerst da war, das Huhn oder das Ei. Also dass man die Krankheit hat und sich im Nachhinein zusammenspinnt, dass man zu viel psychischen Stress hatte in seinem Leben oder ob es die bereits existierende Krankheit ist, die einem in den Stress treibt. Spielt es eine Rolle? Am Ende zählt das individuelle Empfinden. Mein Empfinden.

Ich bin immer unter Strom, unter dem Druck aufgewachsen, nicht zu wissen was als nächstes passiert. Diese Nervosität konnte ich nie ganz abstellen. Sie war nicht zu leugnen. Klar, von außen würde ich mich schon als Lebemann bezeichnen. Aber als einen, der immer Phasen von Gewissensbissen, Unsicherheiten und Schuldgefühlen hatte. Dinge, die ich im Bauch spüre. Wahrscheinlich male ich hier das klassische Bild eines Teenagers. Leider wurde diese Lebensphase mehr und mehr zum Charakterzug. Dieser psychische Druck, den ich physisch im Bauch gespürt habe, scheint sich nun in meiner Krankheit manifestiert zu haben. Oder umgekehrt.

»HAT DER STRESS DIE KRANKHEIT AUSGELÖST, ODER WAR DA ZUERST DER KAPUTTE DARM?«

Der Mediziner Emeran Mayer aus Los Angeles hat darauf eine einfache Antwort: »Beides.« Hirn und Mikroben stehen in einer fein ausbalancierten Wechselbeziehung. Gelangen Stresssignale vom zentralen Nervensystem zum Darm, verschiebt sich die Zusammensetzung der Mikroben-Population. Schädliche Formen gewinnen die Oberhand. Diese senden Botschaften zurück ans Gehirn, das wiederum mit erhöhter Stressanfälligkeit reagiert. »Es ist ein teuflischer Kreislauf«, sagt Mayer. »Er bewirkt, dass Krankheiten chronisch werden. Ihm zu entrinnen ist schwierig.«

Früher, als meine eigenen Beschwerden noch rein psychischer Natur waren, wurde dem allen wenig Beachtung geschenkt. Bis es körperliche Konsequenzen hatte und es nicht mehr zu ignorieren war. Mit 22 Jahren nahm ich dann psychologische Hilfe in Anspruch, die mir bis heute mit einigen Unterbrechungen zur Seite steht. Ich musste mich einfach irgendwem mitteilen.

Für meine Psychohygiene half mir allerdings auch meine Deutschpunkband »Krank«, die deshalb immer mehr für mich war als nur ein Hobby. So konnte ich alles von der Bühne in die Welt schreien. Ohne Angst, enttarnt zu werden. Es war meine Plattform, meinen Gefühlen freien Lauf zu lassen und dafür neben verbreitetem Kopfschütteln auch Applaus zu ernten. Ich habe mich in Kunstblut gewälzt und wirre Parolen von Bühnen in besetzten Häusern und Jugendzentren geschrien. Bis zur totalen Erschöpfung. Erst wenn die Stimme versagte und ich tief im Rausch war, dann war der Auftrag erfüllt. Zwischen Nietengürteln und Bierflaschen in verrauchten Kellern, da war ich aufgedreht und trank mein kleines Stück Freiheit in großen Schlucken aus Bierflaschen.

EIN DRAHTSEILAKT ZWISCHEN SELBSTVERWIRKLICHUNG UND SELBSTZERSTÖRUNG

Man brauchte kein Küchenpsychologiestudium, um zwischen den Zeilen zu lesen, dass dieser Junge auf dieser Bühne nicht nur mit gebrochenem Herzen zu kämpfen hatte. In der Botschaft deutlich, doch war die Realität so verschlüsselt, dass keiner alles wusste. Außer ich.

Es hat mich befreit, die Dinge als Songtexte aufzuschreiben und mich nicht nur im Kopf, sondern später auch physisch in Form meiner Bühnenperformance zu verarbeiten. Ich zerschlug rohe Eier über mein Haupt, verspritzte literweise Bier und schrie mir die Kehle aus dem Hals! Was teilweise wie ein epileptischer Anfall wirkte, war in jungen Jahren meine ganz eigene Bewältigungsstrategie. Danach fühlte ich mich wie nach einem Saunagang – verschwitzt aber entspannt. Zum Schluss sollten meine Auftritte nicht mehr ganz so ausufern. Altersmilde.

Schweigen ist silber

Der falsche Moment als sie sagt, was sie denkt.
Ihre Mutter, sie weint, ihr Vater, er schweigt.
Sie ist voller Fragen und das schon seit Jahren.
Sie möchte nur einmal eine Antwort haben.
Sieht niemand, was hier geschieht?!
Womit hab' ich das verdient?!
Was hab ich bloß falsch getan?!
und warum tut ihr mir das an?!

Und du, du hast nur zugeschaut!
Weil keiner sich zu reden traut!
Es ist zu spät, als er zur Schule geht.
Zulange bedrückt.
Heut schlägt er zurück!
Er hat viel ertragen und das schon seit Tagen.
Revolver geladen und offene Fragen.

Was hab ich bloß falsch gemacht?
Wer hat mich so weit gebracht?
Was läuft schief an diesem Ort?
Jedes Jahr ein Massenmord!

Und du, du hast nur zugeschaut!
Weil keiner sich zu reden traut!
Beweisaufnahme – Absperrband
Blumenkranz am Straßenrand
Experten tauschen Lügen aus.
So sieht nicht mein Leben aus!
Sag es laut und sprich es an!
Weil man so nicht leben kann!
Sag es laut und sprich es an!
Weil man so nicht leben kann!
Und du, du hast nur zugeschaut!
Weil keiner sich zu reden traut!

ICH TRAUE MICH AUCH NICHT

Im Nachhinein meldeten sich Leute aus meinem früheren Umfeld und gaben zu, sie hätten mitbekommen, wie schlecht es mir ging, aber sie hätten nie etwas unternommen. Nicht gewusst was. Nicht gewusst wie.

Wir sind da wahrscheinlich alle schuldig, dass wir Sachen sehen und nichts unternehmen. Man sieht es in einem Restaurant, sieht einen Vater, der sein Kind schlägt, und wir schauen weg, weil wir nicht wissen, wie man sich in dieser Situation richtig verhält. Entweder Schockstarre oder wir sehen weg. Das richtige Verhalten wurde nie gelehrt. Wegschauen, das können wir. Aber wer wagt es aufzustehen, hinzugehen und einzuschreiten? »Stop, was machen Sie? Wieso schlagen Sie Ihre Tochter?« Superman kann das, aber der trägt auch eine Verkleidung.

Für uns Normalsterbliche ist jedoch dieser erste Schritt extrem schwierig. Schon wenn wir beginnen, das Für und Wider abzuwägen, ist es bereits zu spät. Es sollte ein Impuls sein. Wir müssen diesen Impuls trainieren. Wenn wir sehen, dass irgendwo etwas nicht stimmt, sollten wir den Mut haben, hinzuschauen und das anzusprechen. Oder die Behörden einschalten. Es ist nicht einfach, aber es könnte viel Leid oder gar eine schwere chronische Krankheit verhindert werden.

»CHRONISCHE KRANKHEITEN SIND GENETISCH BEDINGT UND KÖNNEN NICHT VERHINDERT WERDEN!« SICHER?

Nun, da meine Beschwerden sichtbar waren, da ich aus meinem Hintern herausblutete und jeder sehen konnte, dass ich krank war, man mit einer Kamera in mich hineinschauen konnte und einen entzündeten Darm sah, da griff der Mechanismus.

Es war unglaublich empathisch und richtig, was da mit mir unternommen wurde. Aber es war für mich scheinbar zu spät. Das Haus brannte bereits lichterloh, die Löscharbeiten nötig. Doch es war klar, dass das Haus nicht mehr so sein würde, wie es einmal war.

Ich war mit meinem Gefühl nicht allein, dass psychischer Druck einen enormen Einfluss auf meine Krankheit hätte. In meiner Radiosendung »Sick Of Silence« wurde mir das von anderen chronisch Kranken bestätigt. Die einen spürten ihre Schmerzen nach dem Tod der Hunde oder der Trennung des Partners, andere vertrauten mir erst nach dem offiziellen Gespräch ihren starken psychischen Leidensdruck an, den sie mitverantwortlich für ihre Krankheit machten. So glaube ich daran, dass unsere psychische Gesundheit einen enormen Einfluss auf unser physisches Wohlbefinden hat. »Nein« sagen zu können und uns Grenzen zu setzen und zu wissen, was wir wollen und was nicht, das sind wir uns schuldig. Es geht hier um mehr, als um eine stressige Zeit zu vermeiden. Es geht um unsere Gesundheit. Im schlimmsten Fall um Leben und Tod.

Ich hatte vieles versucht, Medikamente, Alternativtherapie, Ernährungsumstellung, dennoch war meine Psyche für mich ein genauso wichtiger Aspekt. Die Wunden dort heilen langsam. Narben bleiben zurück. Aber immerhin heilen sie, wenn wir uns zu ihnen bekennen.

DARUM MEIN APPELL:

Lass dich von deinen Gedanken im Kopf nicht wahnsinnig machen. Sprich aus, was dich bedrückt. Geh zu deinem Lehrer, google nach Psychologen, nach deinem konkreten Problem, suche Hilfe. Denn du bist nicht allein und wirst mit deinen Sorgen auch nicht allein gelassen.

Ich hatte das Glück, auf meiner Reise auf so viele empathische Menschen und Ärzte zu treffen, deren Antrieb definitiv kein finanzielles Interesse war, sondern schlichtweg meine Gesundheit. Diese Erfahrung lässt mich mit neuem Blick auf unsere Gesellschaft zurück. Wenn du deine Hand ausstreckst, wirst du überrascht sein, wie herzlich diese gehalten wird.

INTERVIEW MIT PROF. DR. RER. NAT. ULRIKE EHLERT

Robin: Ich treffe jede Woche chronisch und auch psychisch kranke Menschen, und viele chronisch Kranke haben Schmerz …

Ulrike Ehlert: Schmerzsyndrome.

Robin: Genau, Schmerzsyndrome, ich führe aber auch Interviews mit zum Beispiel MS- oder Krebspatienten. Viele nennen einen psychischen Event, der sie getroffen hat. Die Hunde sind gestorben, die Eltern haben sich getrennt oder die Freundin/

der Freund hat Schluss gemacht. Sie nennen einen solchen Moment als Beginn der Krankheit. Da sei ihnen ihr Gebrechen so richtig aufgefallen. Ich frage mich manchmal, kann so etwas tatsächlich der Auslöser für eine Krankheit sein?

Ulrike Ehlert: Es ist sicher nicht der Auslöser im Sinne von »dann fängt eine Krankheit erst an.« Wenn wir in der Medizin, in der Psychosomatik, in der Verhaltensmedizin, in der Psychologie mal ehrlich zu uns sind, sollten wir sagen, an vielen Stellen wissen wir überhaupt nicht, was die Entstehungsmechanismen von Krankheiten sind. Sie haben jetzt gesagt, Menschen mit schweren Krankheiten geben ein kritisches Lebensereignis an, und das ist der Auslöser für die Krankheit. Ich würde es anders formulieren. Es gibt vielleicht ein kritisches Lebensereignis, irgendeine enorme Belastung, und danach spüren diese Patienten, dass sie krank sind. Das heißt, ich brauche eine bestimmte genetische Ausstattung, ich habe bestimmte Verletzlichkeiten in meinem Körper, ich habe unter Umständen eine ungünstige Ernährungssituation, ich habe bei Karzinompatienten eine Strahlenbelastung, und dann schlummern diese Krebszellen vor sich hin, und dann kommt ein kritisches Lebensereignis, und dann gibt es vielleicht noch epigenetische Veränderungen. Und dann wird die Krankheit ganz offensichtlich.

Robin: Epigenetische Veränderungen, von welchen Veränderungen sprechen wir da?

Ulrike Ehlert: Wir wissen heute, dass wir zwar mit einem bestimmten genetischen Print durch die Gegend laufen. Der ist zum Beispiel bei Ihnen im Darm eine gewisse Anfälligkeit für Entzündungen oder eine Anfälligkeit für eine schlechte Darmresorption oder ähnlich. Das ist die Genetik. Wie wir blaue, grüne, braune Augen haben. Blonde Haare, schwarze Haare. Was tun unsere Gene? Unsere Gene sind dafür verantwortlich, dass bestimmte Aminosäuren, also Eiweißketten, gebildet werden, die dann Verhalten auch steuern. In der Zwischenzeit weiß man, dass es 70 oder mehr verschiedene Mechanismen gibt, die dieses Ablesen von diesen Eiweißmolekülen nachhaltig beeinflussen können, verändern können. Das heißt, wenn ich eine genetische Ausstattung habe für das Produzieren weniger Stresshormone, kann es passieren, dass es durch Umweltbedingungen eine Veränderung an dem Funktionieren des Gens gibt und dadurch plötzlich viel mehr Stresshormone freigesetzt werden.

Also, die Gene werden nicht verändert, aber die Ableseprozesse werden verändert, und das ist Epigenetik. Epigenetik hat eigentlich so das Denken revolutioniert im Sinne von »was machen unsere Gene?« Weil immer alle meinten, es ist nur genetisch oder es ist nur Verhalten. In der Zwischenzeit weiß man, dass das Verhalten die Gene über diese Epigenetik beeinflussen kann. Dementsprechend kann es halt sein, dass irgendein sogenanntes »Silencing« bei Darmerkrankungen, entzündliche Prozesse, die ganze Zeit unterschwellig vorhanden sind. Wenn dann aber Stress, Trauma, Belastung auftritt, unter Umständen epigenetische Prozesse dazu führen, dass dieses Silencing sich verändert und dann die Krankheit manifest wird.

Robin: Ich weiß nicht, ob Sie von der ACE-Study schon mal gehört haben? Mit dem ACE-Score. Dass Kinder, die Kindheitstraumata erleben, größere Chancen haben, eine chronische Krankheit zu entwickeln.

Ulrike Ehlert: Gut, das ist aber das Gleiche wie bei der Dutch Famine, und das ist ja eben alles Epigenetik. Frauen, die 1944–45, bei diesem »Hungerwinter«, in Holland waren, wo die Nazis Holland faktisch komplett abgeriegelt haben und die ja zum Teil, man kann es sich nicht vorstellen, Tulpenzwiebeln gegessen haben, weil sie nichts mehr anderes hatten, die Frauen, die da schwanger waren, waren in einer Mangelsituation, aber auch die Ungeborenen hatten natürlich eine Mangelsituation. Man hat dann festgestellt, dass diese Kinder, die in so einer Hungerschwangerschaft sich entwickelt haben, dass die viel mehr körperliche Erkrankungen später hatten, wie die Kinder, die Geschwister, die vorher oder nachher geboren waren.

Robin: Sie denken nicht, dass wenn jemand einen gesunden Körper hat, aber psychisch gestört ist, in dem Sinne, dass er sein Kind schlägt, dass die Chancen dann größer sind, dass das geschlagene Kind eine chronische körperliche Krankheit entwickelt?

Ulrike Ehlert: Ja gut, das hat aber ja auch Verhaltenseffekte auf das Kind. Das ist aber dann noch mal wieder ein anderer Mechanismus. Jetzt sind wir halt bei dieser Komplexität. Wir haben die Genetik, wir haben die Epigenetik und wir haben Erfahrungen. Insbesondere bei Kindern gibt es doch viele Hinweise, dass es spezifische Phasen gibt, in denen Erfahrungen eine besondere Rolle spielen bei der weiteren Entwicklung eines Kindes. Also anders, als es lange propagiert worden ist, dass Entwicklung so ein kontinuierlicher Prozess ist, gehe ich davon aus, dass es spezifische Phasen gibt, und wenn in denen Belastungen auftreten, die einen viel größeren Effekt haben wie in anderen Phasen bei Kindern. Man weiß zum Beispiel, dass traumatische Erfahrungen bei Kindern einen viel größeren negativen Effekt für die psychische Entwicklung haben, wie wenn die gleichen Erfahrungen Jugendliche machen. Also, das heißt, Kinder sind tatsächlich besonders schützenswert, und sind besonders anfällig für ungünstige Lebenserfahrungen, sprich Vernachlässigung, körperliche, sexuelle Gewalt.

Robin: Es gibt ein berühmtes Beispiel, Christoph Schlingensief, der an Krebs gestorben ist, er beschreibt in seinem Buch »So schön wie hier kann's im Himmel gar nicht sein – Tagebuch einer Krebserkrankung«, dass sein Krebs in Bayreuth bei einer schwierigen Inszenierung begonnen hat. Das war wohl zu viel Stress für ihn.

Ulrike Ehlert: Nein, verstehen Sie, das ist falsch.

Robin: Wieso hat er das so gefühlt?

Ulrike Ehlert: Weil wir immer alle eine Erklärung für irgendwas haben wollen. Wenn wir einen Verkehrsunfall bauen, wenn Essen missrät, dann war es schlechtes Gemüse oder die Sahne war nicht in Ordnung, oder wir haben gerade geschlafen, irgendwas. Also es ist eine sinnvolle kognitive Leistung, die wir erbringen, wenn uns irgendwas widerfährt, eine Erklärung dafür zu finden. Es ist falsch zu sagen, »dann ist der Krebs entstanden.« Der Krebs ist schon viel früher da gewesen, nur der war in Ruhe.

Robin: Aber er wurde ausgelöst durch einen Vorfall.

Ulrike Ehlert: Der wird auch nicht ausgelöst.

Robin: Beeinflusst.

Ulrike Ehlert: Nein. Dass es manifest wird, dass es spürbar wird, ja. Dass vielleicht dieses Silencing aufhört und dass es dann eben ausbricht, das kann sein, dass das unter Umständen mit Belastungen zusammenhängt. Weil diese Belastungen dazu führen, dass es immunologische Veränderungen gibt, dass es eben epigenetische Prozesse gibt, und die dann den Effekt haben.

Robin: Man sprach früher von Persönlichkeitsmerkmalen, die ein typischer Colitis-ulcerosa-Patient haben soll. Ist das Quatsch?

Ulrike Ehlert: Die Geschichte mit den Persönlichkeiten. Es gibt ja auch die Persönlichkeit, die für Herz-Kreislauf-Erkrankungen besonders prädestiniert ist. Es gibt die sogenannte Krebs-Persönlichkeit. Das sind fast alles Studien gewesen, die retrospektiv das erhoben haben, und das ist heute eigentlich nur noch historisch. Es gibt keine Persönlichkeit für dieses oder jenes. Natürlich kann ich bestimmte Persönlichkeitsmerkmale haben, das muss ich jetzt schon noch mal dazu sagen, die es mir vielleicht schwerer machen, mit Belastungen umzugehen. Also denken Sie zum Beispiel an so Leute, die ewig dieses Herumjammern zeigen. Also ewig nachgrübeln, was habe ich denn da gemacht und wieso habe ich es so gemacht und hätte ich es nicht anders machen sollen.

Das kostet natürlich enorm viel Energie. Man sagt ja, Menschen mit einer optimistischen Lebenseinstellung, wenn die eine schwere Krankheit haben, tun die sich immer noch leichter, damit umzugehen. Das heißt, unser sogenanntes »Copying-verhalten«, also unser Bewältigungsverhalten, trägt natürlich schon ein Stück weit dazu bei, wie es uns nachher im Umgang mit einer chronischen Erkrankung gehen kann. Da kann man es sich leichter oder schwerer machen. Also, so Menschen, die die anderen immer pushen und sich selber so pushen, eher feindselig sind und immer unter Druck stehen, da ist die Wahrscheinlichkeit schon größer, dass die durch ihr Verhalten häufig einen hohen Blutdruck haben und einen höheren Puls. Wenn sie dann genetisch so determiniert sind, dass sie ungünstige Blutfettwerte haben, dann kann sein, dass natürlich die Arterien sich mehr zusetzen, und dann kriegen die halt schneller einen Herzinfarkt. Aber da kann man nicht sagen, dieses Ehrgeizige, dieses Antreibende, dieses Feindselige ist per se der Grund, wieso die einen Herzinfarkt kriegen.

Robin: Aber wenn ein Kind mit einer psychisch kranken Mutter aufwächst, und dadurch unter Druck steht, hat das wahrscheinlich einen höheren Blutdruck.

Ulrike Ehlert: Ja, aber Sie wissen ja, wenn Sie die ganze Resilienzforschung anschauen, es gibt ja ganz viele Menschen, die sind total resilient. Die gehen psychisch nicht in die Knie. Die haben nichts. Da kann man sich natürlich fragen, was ist denn bei denen anders? Jetzt komme ich wieder mit der gleichen Leier, die sind vielleicht genetisch anders ausgestattet, die sind epigenetisch anders ausgestattet, und die haben vielleicht das Glück, dass sie zu der Fraktion gehören, die das Wasserglas halb voll sehen.

Robin: Also, Sie haben das Gefühl, die Genetik spielt eine größere Rolle bei der Entwicklung von chronischen Krankheiten als die Psyche.

Ulrike Ehlert: Nein, das kann man so nicht sagen. Wenn ich das behaupten würde, dann würde ich mich ja genau in die gleiche Ecke stellen zu denen, die es genau wissen. Keiner kann so eine Aussage treffen. Es gibt die Chorea Huntington. Das ist ja diese Veitstanzkrankheit, die mit Demenz und so einhergeht. Da weiß man ganz genau, es gibt einen bestimmten genetischen Abschnitt. Wenn der mehr als 37-mal kopiert ist, dann bist du Träger dieser Krankheit, und die Wahrscheinlichkeit ist ziemlich groß, dass es ausbricht. Bumm, ist einfach so. Aber das ist so eine Modellkrankheit. Die gibt es fast nirgends. Und eben, jetzt gerade so diese entzündlichen Darmerkrankungen, da ist es ja völlig schleierhaft. Ich bin davon überzeugt, dass es auch da Subgruppen gibt.

Robin: Wie die Psyche aber meine Krankheit beeinflussen kann, habe ich am eigenen Leib erlebt. Vor zwei Wochen, da hat ein Freund geheiratet, und wir haben ein Hochzeitsvideo gedreht. Als ich dann zu Hause war, habe ich bemerkt, dass die ganze Produktion nicht auf der Speicherkarte festgehalten wurde. Dann, obwohl mein Bauch eigentlich relativ in Ordnung war, fing dieser sofort wieder an zu krampfen. Ich musste auf Toilette rennen, mehrmals. Obwohl ich die letzten Tage nur noch wenig Beschwerden hatte. Klar, mein Fehler war mir bewusst, aber als so schlimm habe ich das gar nicht empfunden. Mein Körper jedoch hat sehr stark, beinahe autonom reagiert.

Ulrike Ehlert: Das ist etwas völlig Physiologisches, das kann ich Ihnen erklären, wieso das so ist. Wenn bei mir das Gleiche passieren würde, dann würde ich erst mal mich selber total beschimpfen. Ich Idiot, wieso habe ich das nicht kontrolliert? Aber was passiert da? In dem Moment, in dem ich feststelle, dass irgendwas völlig schiefging, mache ich ja eine Bewertung der Situation. Ich überlege mir, wie bedrohlich ist das, und welche Copyingstrategien habe ich? Bedrohlich ist es insofern, als Sie ja die Zeit von anderen Leuten mit in Anspruch genommen haben, Sie den ganzen Abend darauf investiert haben, und es ist einfach futsch. Welche Emotionen löst das aus? Einmal Scham, dass man so dumm ist, nicht zu checken, dass das Ding nicht aufzeichnet oder die Speicherkarte gefehlt hat oder leer war oder irgendwas. Also, Sie haben es nicht kontrolliert. Man schämt sich dafür, und der Ärger ist groß. Jetzt haben wir also die Kognitionen, insofern bedrohlich, als Sie bei den anderen ja sagen müssen, ey sorry, ging schief. Das löst Emotionen aus, und das führt ganz klar zu physiologischen Prozessen. Diese physiologischen Prozesse bedeuten, Sie haben mit an Sicherheit grenzender Wahrscheinlichkeit einen Blutdruckanstieg, einen Pulsanstieg, Sie haben Stresshormone, Adrenalin, Noradrenalin, Cortisol freigesetzt, und Cortisol wird ja nur freigesetzt, weil im Gehirn CRH freigesetzt worden ist. Dieses Corticotropin-Releasing-Hormon hat einmal diese Kaskade vom Hypothalamus zur Hypophyse zu den Nebennieren, und gleichzeitig einen direkten Hormoneffekt auf den Darm und den Magen. Der Magen hört nämlich dann auf, sich peristaltisch zu bewegen, der wird entschleunigt. Aber der Darm wird beschleunigt. Nur durch dieses CRH. Klassischer Effekt, Leute vor Prüfungen, Leute in Angstsituationen, die kriegen Dünnschiss.

Robin: Umgangssprachlich, »der macht sich die Hosen voll.«

Ulrike Ehlert: Genau. Der hat die Hosen voll. Bei Ihnen ist der Darm natürlich so getriggert, dass es relativ wenig CRH braucht, und es geht sofort los.

Robin: Ich stelle mir dann natürlich vor, auch wenn das wahrscheinlich nicht so ist, dass wenn ich immer und immer wieder solche Erlebnisse wie dieses mit der Speicherkarte habe, dass dadurch die Krankheit schon fast getriggert wird.

Ulrike Ehlert: Nein, Sie brauchen dafür bestimmte physiologische, genetische Voraussetzungen. Sonst würde das nicht passieren. Es gibt einen Haufen von Leuten, die uns das Gegenteil beweisen. Nehmen Sie diese Studie mit rumänischen Waisenkindern. Ganz viele von denen, trotz fürchterlichster Voraussetzungen, sind hochresilient, die funktionieren.

Robin: Der Grund, wieso Betroffene intensive Stresssituationen als Grund oder Beginn ihrer Krankheit erklären ist, weil ihnen das Fachwissen fehlt, dies anders zu erklären?

Ulrike Ehlert: Ja, der Wunsch, eine Erklärung für etwas zu finden, was einem widerfährt. Also, das ist ja gar nicht unbedingt etwas, was schlecht ist. Das ist ein subjektives Krankheitsmodell, so nennt man das. Jeder konstruiert sich. Wenn Sie morgens mit Kopfschmerzen aufwachen, dann überlegen Sie, wieso habe ich jetzt Kopfschmerzen? Föhn? Eine Erkältung? Zu viel gebechert am Abend vorher? Zu viel Stress? Schlecht ist es immer dann, wenn Sie es sich überhaupt nicht erklären können. Sie dumpfe Kopfschmerzen haben. Wenn jetzt jemand sehr auf seinen Körper fixiert ist, oder vielleicht zu viel mit Krebspatienten zu tun hatte, der denkt sich dann, oh Gott, ich habe einen Hirntumor. Katastrophe. Muss sofort zum MRT.

Robin: Aber im Krankheitsprozess ist es dennoch förderlich, auf die psychische Gesundheit zu achten.

Ulrike Ehlert: Ja. Ein selbstverantwortlicher Patient, nehmen wir jetzt eine chronisch-entzündliche Darmerkrankung, wird sich doch überlegen, okay, was kann ich jetzt machen? Im harmlosesten Fall kriege ich Azulfidine, wenn es ein akuter Schub ist, kriege ich Cortison. Kriege irgendwelche sonstigen Immunsuppressiva. Ja. Und dann warte ich ab. Das sind die einen Patienten. Das ist vielleicht so ein bisschen Einstellungssache. Die anderen Patienten denken, was ich denn jetzt neben der Medikation machen kann. Ich will ja möglichst schnell wieder auf die Beine kommen. Die gehen dann hin und sagen, hm, der Darm ist ja irgendwie ziemlich geschädigt, die Darmschleimhäute sind ziemlich geschädigt, und jetzt bin ich bei so einem Lieblingsthema von mir, dieses ganze Darmgehirnsystem.

Dass man nämlich davon ausgeht, dass die bakterielle Besiedelung im Darm eine entscheidende Rolle für unsere Gesundheit hat. Dementsprechend, wenn ich natürlich dauernd Cortison und irgendwelche hammermäßigen Präparate einnehme, am schlimmsten Antibiotika, dann habe ich ein komplett gestörtes Magen-Darm-System. Wenn ich jetzt noch zusätzlich eine genetische Disposition habe, dann komme ich so gar nicht auf die Beine. Also, was mache ich dann? Jetzt mache ich sogenannte flankierende Maßnahmen. Das ist einmal, dass ich psychisch mich einigermaßen stabilisiere, mal überlege, brauche ich die Art von Stress? Was kann ich da für mich tun? Wir haben jetzt in einer Studie zeigen können, dass gesundes Altwerden tatsächlich von so Sachen wie Qi Gong und so weiter beeinflusst wird. Wenn du das sehr regelmäßig machst, also schaden tut es sicher nichts. Also, mache ich mal irgendwelche Entspannungsmethoden, versuche, mich selber runterzukriegen, versuche, mich weniger zu stressen. Eine Schiene. Zweite Schiene: Wenn ich die Darmbesiedelung mit Bakterien halt wirklich im Griff haben will, gucke ich mal, ob ich irgendwelche Nahrungsmittelersatzstoffe dazunehmen kann. Also, das kann ich ja mal in jedem Fall dazu mit einnehmen, das schadet wahrscheinlich nichts. Ich kann dann überlegen, in Phasen, wo ich eine akute Entzündung habe, besser weniger Ballaststoffe, aber ansonsten möglichst gesund, kein Zucker, kein Alkohol, nicht mehr Rauchen, gut. Das ist der zweite große Block, wo ich was tun kann. Der dritte ist, ich überlege mir genau, von wem ich mich behandeln lasse. Traue ich meinen behandelnden Ärzten? Und wenn ich jetzt überhaupt nicht vom Fach bin, dann frage ich nach Empfehlungen und verlasse mich auf mein Bauchgefühl, und wenn ich vom Fach bin, gucke ich vielleicht, dass ich selber mich auch möglichst gut informiere.

Robin: Umgekehrt ist es aber so, wenn man eine chronische Darmentzündung hat, ist die Chance größer, an Depressionen zu leiden.

Ulrike Ehlert: Ja, aber das ist natürlich auch so, welche Menschen kriegen infolge einer chronisch-körperlichen Erkrankung Depressionen und welche nicht? Weil sie natürlich unglücklich sind, dass sie so leiden müssen, dass sie ihre soziale Umgebung so nachhaltig in Mitleidenschaft ziehen. Andere haben trotzdem keine Depressionen. Jetzt komme ich leider wieder mit der Genetik. Die haben wahrscheinlich eine andere Grundausstattung und haben immer wieder die Erfahrung gemacht, oh, ich kann mich da schon an meinem eigenen Schopf herausziehen. Oder haben so eine gewisse, und ich glaube, bei chronischen Erkrankungen braucht man einen gewissen Fatalismus. Nicht alles ist von uns machbar und steuerbar. Ich kann meinen Teil dazu tun, eben jetzt bei Ihnen möglichst wenig oder keinen Alkohol trinken, möglichst ausgewogen essen und so weiter.

Robin: Theoretisch, wenn ich jetzt in Watte gepackt gewesen wäre, wäre die Chance nicht kleiner, dass ich eine Colitis ulcerosa habe?

Ulrike Ehlert: Kleiner wäre sie vielleicht schon, weil das so dieses Resilienzkonzept, also diese psychische Widerstandsfähigkeit, die kann man ja erst dann beurteilen, wenn einem irgendwas schiefgegangen ist. Also jemand, der durch sein Leben läuft und nie ein Problem hat, der weiß ja nicht, ob er resilient ist, weil er hat ja noch nie testen müssen, ob er jetzt widerstandsfähig ist. Also dieses Copying, Krankheitscopying, und ich meine, deswegen spielt ja Psychotherapie bei chronischen Erkrankungen überhaupt eine Rolle, es geht doch gar nicht darum, jetzt den Verursacher oder die Verursacher per se zu finden, sondern es geht darum, mit den Patienten zu überlegen, wie können sie jetzt mit dieser misslichen Situation möglichst gut umgehen. Wenn jetzt bei jemanden wie Ihnen mit so einer chronischen Darmerkrankung, noch hunderttausend andere Schwierigkeiten im Leben auftreten, dann muss man natürlich sagen, hm, macht es nicht unbedingt einfacher.

Robin: Für mich ist es deutlich, wenn ich eine psychischen Belastung habe, dann kriege ich Bauchkrämpfe. Ich kann mir vorstellen, dass wenn ich diese länger aushalten muss, könnte das für mich körperlich schwere Folgen haben.

Ulrike Ehlert: Wenn Ihnen im Beruf alles Mögliche schiefgehen würde, dann hätten Sie auch einen chronischen Stress. Dann würden wahrscheinlich Ihre ganzen Stresshormone anders reagieren, Ihr Immunsystem würde anders reagieren, und in Interaktion mit dem, was Sie an Medikamenten einnehmen, kann es natürlich sein, dass Sie dadurch eine lang anhaltende Krise in Ihrem Darm auslösen. Aber noch mal: Es ist ein Zusammenspiel. Ich würde ja sogar so weit gehen zu sagen, unter

Umständen, dass man sich irgendeinen Knochen bricht, hat vielleicht auch was damit zu tun, dass man in einer unglückseligen Lebenssituation ist, und weniger gut auf sich achtet, und dann so was leichter passiert. Aber dann ist es trotzdem nur ein Faktor neben dem Zufall. Es sind bestimmte immunologische Voraussetzungen bei Ihnen gegeben, die waren schon immer so. Erst das Zusammenspiel von dem einen und dem anderen führt dazu, dass es dann vielleicht zu so einer Dekompensation kommt, zu einer Entzündung.

Robin: In meiner Vorstellung war es so, wenn jemand viel Glück erlebt, ist die Chance einfach prinzipiell kleiner, dass er eine schwere chronische Krankheit entwickelt, als wenn er viel Negatives erlebt.

Ulrike Ehlert: Ich weiß, Sie möchten es so einfach haben, aber so ist es nicht.

Robin: So einfach ist es nicht? (lacht) Ja.

KAPITEL 19

10 SCHRITTE FÜR DIE PSYCHISCHE GESUNDHEIT

Meine Zeit auf der Toilette, scheinbar endlos. Meine Dauer der Krankheit, endlos. Und zeitweise ging es mir in diesem Winter 2015 so richtig beschissen. Es wurde früh dunkel, und die Tage schienen zu gefrieren.

Einer der Hauptgründe, wieso es mir gerade so richtig beschissen ging, war Prednison, Cortison, Teufels Tic-Tac, oder wie man es nennen will. Das sind Cortisonsteroide. Ich war auf 80 Milligramm täglich und musste das irgendwie abbauen. Pro Woche 5 Milligramm wollte ich runter, doch es war die Hölle. Nur 5 Milligramm weniger von diesen kleinen, weißen Pillen, und ich war so etwas von im Arsch, ich konnte mich praktisch nicht mehr bewegen. Alles tat mir weh, mir war übel, ich war hundemüde. Ich hatte das Gefühl, meine Symptome wurden noch schlimmer, als sie eh schon waren. Nach einer guten halben bis dreiviertel Woche pendelte es sich dann langsam wieder ein. Bis ich wieder um 5 Milligramm reduzierte. Nicht nur körperlich ging es mir bescheiden, sondern auch psychisch. Ich hatte das Gefühl, jeglichen Kontakt und Bezug zur Welt zu verlieren. Das Verrückteste war jedoch, ich wollte gar keinen Kontakt und Bezug zur Welt. Ich hing nur noch im Bett, auf dem Sofa und auf dem WC. Das waren die Orte, an denen ich stattfand.

Ich zwang mich zwar immer, zu irgendwelchen Terminen zu gehen, irgendwas zu machen, um irgendwie wieder Leben in mein Leben zu bringen, aber es war einfach nur mühsam und anstrengend. Ich wollte einfach sein, auf dem Sofa. Nichts müssen.

Ich wusste, dass es verflixt war. Wenn ich das machte, den ganzen Tag auf dem Sofa zu liegen, um mich der Krankheit ein Stück weit zu ergeben und mit dem Ipad Videos zu schauen, dann wurde durch diese Isolation alles noch trauriger. Ich hatte das Gefühl, immer tiefer in die Krankheit zu rutschen.

Es war an der Zeit, kleine Schritte vorwärtszugehen. Und was macht man, wenn man sich aus einem Loch herausziehen will? Man holt sich Hilfe! Das Netzwerk Psychische Gesundheit Schweiz gab mir daraufhin wertvolle Tipps. Kleine Fixpunkte, an denen man sich als Erkrankter wieder nach oben hangeln kann. Tag für Tag. Denn wie du mittlerweile weißt, ist Colitis ulcerosa in meiner Wahrnehmung auch eine psychosomatische Krankheit. Umso besser die psychische Verfassung, umso besser geht es einem auch mit der Krankheit. Logisch. Hier deshalb zehn Schritte für die psychische Gesundheit.

1. SICH SELBST ANNEHMEN

Mit dem, was man hat und für das, was man ist. Klingt easy, oder? Komisch ist nur, wenn man plötzlich merkt, dass man seine Körperöffnungen nicht mehr unter Kontrolle hat und es einfach herausscheißt, wenn es herausscheißen will. Das an sich selbst anzunehmen, ist in diesem Fall relativ schwierig. Es war für mich bisher unvorstellbar, dass ich meine Ausscheidungen nicht mehr kontrollieren kann. Aber jetzt ist das so.

Das an sich anzunehmen, wenn man sich irgendwo in der Öffentlichkeit bewegt, ist Heavy Metal. Ich kann und will das auch nicht annehmen. Wenn mir das jeweils passiert, dann psyche ich noch immer völlig ab. Ich bekomme eine Mini-Panikattacke mit Schweißausbrüchen und kann mich in dem Moment definitiv nicht annehmen. Es ist mir peinlich. Aber genau das soll meiner psychischen Gesundheit guttun: Mich selbst anzunehmen. Mit allem, was dazugehört. Wenn es sein muss mit verschissenen Unterhosen.

2. KREATIV SEIN

Da stimme ich lauthals zu. Wenn ich meine Krankheit in einem Youtube-Video oder eben in diesem Buch verarbeiten kann, befreit mich das. Es macht mir Spaß, und nach dem Prozess stellt sich ein Gefühl der Zufriedenheit ein, was ich sonst nicht empfinde, wenn ich auf dem Sofa liege und in Ipads starre. Die Krankheit kreativ zu verarbeiten, empfinde ich als enorm wichtig.

3. UM HILFE FRAGEN

Das ist mit Colitis ulcerosa etwas komplizierter. Die Frage nach Hilfe ruft leider oft noch verwirrendere Antworten hervor, die vieles noch komplizierter machen, als es eh schon ist. Je nach Ansatz. Es gibt heilpädagogische, den Naturheileransatz und die Schulmedizin. Leider gehen diese auseinander. Sodass man am Schluss selbst nicht mehr weiß, was man machen soll. Die harten Medikamente der Schulmedizin machen dich fertig, du hast teilweise das Gefühl, es macht dich und deinen Körper mehr kaputt als ganz. Die Heilpraxis sagt: »All die Medikamente absetzen und nur auf die Ernährung achten und damit in Remission kommen«, was laut der Schulmedizin auf diesem Weg eigentlich ein Ding der Unmöglichkeit ist. Da fragt man nach Hilfe, und dann kommen die großen Tipps von diesen großen Meistern, und man hat das Gefühl, man verliert auch dort die Orientierung. Aber prinzipiell ist um Hilfe fragen schon mal nicht schlecht. Tu das! Es liegt am Ende an dir, was du davon annehmen kannst. Was für dich stimmt. Diese Entscheidung musst du ganz allein treffen.

4. DARÜBER REDEN

Richtig und wichtig. Ich gehe einmal pro Woche zu meinem Psychologen und rede mit ihm nicht nur über meine Krankheit, sondern auch über mein neues verschissenes Leben, mit dem ich noch ein bisschen Mühe habe. Die neue Perspektive zu sehen, die mir die Krankheit eröffnen soll, fällt mir noch schwer. Aus so einer Erfahrung soll man gestärkt herauskommen. Momentan fühle ich mich aber nur eines: schwach. Aber ich bin gespannt, ob und wie ich an dieser Herausforderung wachsen werde.

5. SICH BETEILIGEN

Im Fitnesscenter habe ich immer allein mein Programm abgespult. Bis mich ein Trainer angesprochen hat, ich soll doch in der Fitnessgruppe mitmachen. Ich lehnte ab. Der Trainer schien aber zu wissen, was gut für mich ist und hat mich mehrmals darauf angesprochen, bis ich endlich meine Ängste und Vorurteile überwunden hatte.

Gruppenfitness und ich. Wie sollte das gehen? Sehr gut ging das! Logisch konnte ich nicht voll mitmachen, weil ich noch zu schwach dafür war. Trotzdem gab mir diese Gruppe etwas. Das merke ich vor allem dann, wenn ich allein in meiner Wohnung auf dem Hometrainer in die Pedale trete. Das ist einsam. Nicht gut. Im Gruppenfitness habe ich neue Freunde gefunden. Jemand hat mir offenbart, an Multipler Sklerose zu leiden. Hier trainieren Gesunde, Kranke, Dicke, Dünne, Große, Kleine eng nebeneinander. Aber wir alle haben ein gemeinsames Ziel. Das Beste aus uns und unserer Situation herauszuholen. Gemeinsam. Das verbindet.

6. NICHT AUFGEBEN, VOR ALLEM SICH SELBST NICHT

Stimmt. Ich bin heute auch wieder ins Fitness gegangen. Fitness klingt jetzt so nach hartem Training. Ich war auf dem Fahrrad, Hometrainer. Eine halbe Stunde. Länger kann ich nicht. Wenn ich das nicht machen würde, dann wäre wohl alles noch etwas schlimmer. Ich liebe das Gefühl, nachdem ich ein Workout durchgezogen habe.

7. SICH ENTSPANNEN

Das funktioniert relativ gut bei mir, außer in der Nacht, in der Nacht muss ich immer wieder aufs WC. Ich gehe momentan etwa zehnmal nachts aufs WC. Deswegen bin ich nie wirklich lange in der Tiefschlafphase und bin tagsüber grundsätzlich müde, was natürlich auch wieder Auswirkung auf meine Psyche hat. Aber grundsätzlich sich zu entspannen, auch als Geisteshaltung ist eine gute Idee. Versuche es!

8. MIT FREUNDEN IN KONTAKT BLEIBEN

Ich versuche, mit meinen Freunden immer wieder etwas zu unternehmen, etwas zu erleben. Aber es ist teilweise ziemlich schwierig, sich zu beteiligen, wenn man wie ich momentan grundsätzlich angeschissen ist. Wortwörtlich. Es fehlt die Kraft, und der Bauch tut weh. Mein Bauch drückt mir auf die Psyche, und ich habe das Gefühl, ich würde die anderen eher nerven, als dass man etwas zur Freundschaft beiträgt. Wer will schon einen

Schwachen in seiner Runde? Trotzdem versuche ich dann, mich zu beteiligen, aber ich fühle mich oft etwas zwischen Stuhl und Bank. Zwischen dem, was ich gern sein möchte und dem, was ich momentan bin. So entscheide ich mich doch oft lieber dafür, zu Hause auf meinem Sofa zu bleiben. Wenn ich daheim bleibe, vermeide ich diese Konfrontation und mögliche peinlichen Situationen. Vor meinen Katzen schäme ich mich nicht. Die nehmen mich so, wie ich bin. Ich weiß noch, als ich klein war, als unsere Katze Merlin zu Hause überall hingeschissen hat. Merlin wurde eingeschläfert. Ich hoffe, meine Katzen werden mich nicht einschläfern.

9. NEUES LERNEN

Neues zu lernen soll ebenfalls der Psyche guttun. Was ich jetzt tatsächlich auch mache. Das habe ich nun angepackt. Mit diesem Buch. Kann ich ein Buch schreiben? Die Idee dazu hat wahrscheinlich jeder einmal in seinem Leben. Durchziehen. Das ist das Entscheidende. Wie schreibt man ein Buch? Wie arbeitet man mit einem Verlag zusammen? Wie macht man auf sein Buch aufmerksam, dass es überhaupt von irgendjemandem gelesen wird. Auf diesem Weg befinde ich mich jetzt, und ich lerne viel Neues. Ich merke, wie mich das beflügelt. Erste Erkenntnis: Auch hier bin ich auf Hilfe angewiesen. Eins und eins ergibt elf!

10. AKTIV BLEIBEN

Das hilft tatsächlich. Ich mache morgens den Hampelmann, Tabata nennt sich das Ganze. Auf Youtube gibt es einfache Videos dazu, die dich mit Musik pushen. Da machst du jeweils 20 Sekunden eine Übung, gefolgt von einer kurzen Pause, dann wieder Übung, und dann wieder Pause. Das Ganze dauert nur vier Minuten lang, das ist aushaltbar. Es gibt deinem Kreislauf einen Kick. Das hilft.

Diese zehn Punkte findet man so ähnlich auch auf der Homepage des Netzwerks für Psychische Gesundheit Schweiz (siehe Anhang, Seite 223). Sie helfen mir in kleinen Schritten vorwärtszugehen – in eine ungewisse Zukunft?

KAPITEL 20

MACH KAPUTT, WAS DICH KAPUTT MACHT!

Was die Colitis ulcerosa auslöst, was sie heilen kann, beides liegt noch im Dunkeln verborgen. Es gibt zwar diverse Theorien, aber klare Antworten? Fehlanzeige! Einige Faktoren sind Ernährung, Infektionen, ein gestörtes Immunsystem oder alles zusammen. Es scheint eine genetische Veranlagung für die Erkrankung zu geben, denn sie tritt in manchen Familien gehäuft auf. Aber auch die Psyche spielt eine Rolle.

Studien zeigen, dass Menschen mit einer Colitis ulcerosa auf seelische Belastungen stärker mit Darmbeschwerden reagieren als Gesunde. Dann stehen wir wieder vor der Frage mit dem Huhn und dem Ei. Kommen die psychischen Belastungen von der Krankheit oder die Krankheit von der psychischen Belastung? Kann sich psychischer Stress tatsächlich in Form einer Colitis ulcerosa in einem Körper manifestieren?

Ich, für meinen persönlichen Fall, mit meiner ungeschulten Kenntnis, die nur auf einem Gefühl beruht, würde diese Frage mit »Ja« beantworten. Ich bin immer unter einem gewissen »Druck« gestanden. Selbst auferlegt, durch diverse Umstände. Ich würde sagen, eine psychische Störung lag vor. Mit bedingter Kontrolle über meinen Geist. Ich fühlte mich damit allein. Missverstanden. Nicht ernst genommen. Erst als es sichtbar aus meinem Hintern geblutet hat, wurde die ganze Maschinerie angeworfen.

UNHEILBAR – DIESE DIAGNOSE KANN ICH BIS HEUTE NICHT ANNEHMEN

Das ist nicht das, was ich empfinde. Ich glaube fest daran, diese Krankheit in den Griff zu bekommen oder mindestens positiv beeinflussen zu können.

Ich möchte das in einem Beispiel aufzeigen. Nehmen wir eine adipöse Person. Diese ist von Geburt an genetisch prädisponiert, besonders übergewichtig zu werden. Nehmen wir an, diese Person entscheidet sich, ihr Leben bedeutsam zu verändern. Die Ernährung umzustellen, um in ein Kaloriendefizit zu geraten, einen aktiveren Lebensstil zu leben, regelmäßig Sport zu treiben. Wenn diese Person ihren Plan strikt für zwei vielleicht drei Jahre durchzieht, wird sie ihr Idealgewicht erreichen und als fitte, gesunde Person in unserer Gesellschaft gelten. Klar, die Chancen für einen Rückfall sind groß. Sobald diese Person wieder in ihre alten Muster zurückfällt, wird sie wieder mit ihren Beschwerden konfrontiert. Trotzdem würde niemand mehr diese Person als adipös oder übergewichtig bezeichnen. Sie ist quasi geheilt.

Ähnlich wie diese Person adipös veranlagt ist, bin ich genetisch prädisponiert, die chronisch-entzündliche Darmkrankheit Colitis ulcerosa zu entwickeln. Wenn ich mich nun im Umkehrschluss dafür entscheide, mein Leben positiv zu verändern, indem ich meine Ernährung umstelle, um so meinen Dickdarm weniger zu belasten, ich Sport treibe und mein Stresslevel mit Entspannungsübungen und einem gesünderen Lebensstil reguliere, dann könnte ich in zwei, vielleicht drei Jahren entzündungsfrei mit einer gesunden Darmschleimhaut leben.

Das klingt vielleicht auf den ersten Blick nach einem Wunschtraum, erlebe ich aber gerade so. Seit ich mich dafür entschieden habe, aktiv etwas gegen diese Krankheit zu unternehmen, verbessern sich meine Blutwerte kontinuierlich.

Mein Dickdarm und ich, wir sind noch ein Paar. Klar, könnte man hier argumentieren, dass dies die Medikamente sind, die nun endlich anschlagen – jeder beansprucht die Verbesserung der Umstände für sich. Aber der Einzige, der für seine Heilung verantwortlich gemacht werden kann, ist der Patient selbst. Mithilfe all der Unterstützung, die ihm zur Verfügung steht. Man muss sich jedoch bewusst sein, dass das eine Menge an Mitarbeit, Engagement und auch Enthusiasmus bedeutet. Ich kann einen entscheidenden Einfluss auf die Krankheit nehmen. Denn jedes Leben ist lebenswert! Nicht falsch verstehen, ich bin Mitglied der Sterbehilfeorganisation EXIT-Schweiz und empfinde selbstbestimmtes Sterben als ein Grundrecht. Aber nie werde ich mich kampflos meinem Schicksal ergeben. Nie. Nie. Nie.

WEHR DICH

Ich bin weder Arzt noch Wunderdoktor, aber ich kann dir bestätigen, dass es da draußen die unterschiedlichsten Menschen gibt, die es auf die unterschiedlichsten Arten geschafft haben, aus einem schlimmen Colitis-ulcerosa-Schub herauszukommen und heute beschwerdefrei leben.

Ich kann dir hier leider keine exakt auf dich abgestimmte Anleitung zur Heilung geben, aber ich kann dich ermutigen, deinen Weg zur Heilung zu gehen, voller Hoffnung und Wünsche und Pläne für die Zukunft.

Genug der Ohnmacht! ICH kontrolliere die Colitis ulcerosa und nicht umgekehrt! Wir sind keineswegs machtlos dieser Krankheit gegenüber. Nein, auch du kannst aktiv etwas dagegen tun und schon heute damit anfangen! Wer jetzt denkt: »Oh je, das wird bestimmt eine Herkulesaufgabe, das schaffe ich nie!«, hat sich getäuscht.

Mit folgenden drei einfachen Tipps wirst du meines Erachtens nach spätestens drei Monaten eine signifikante Besserung spüren:

TIPP NUMMER 1: ERNÄHRUNG UMSTELLEN

Es war für mich eine enorm wichtige Entscheidung, essenziell für meinen Heilungsprozess. Seit ich mich an der SCD-Ernährung orientiere, geht es tendenziell aufwärts. Klar, das bedeutet Verzicht: Alkohol, Milchprodukte, Gluten, Weizen und Getreide sowie Zucker solltest du so bald als möglich von deinem Speiseplan streichen. Wenn dich das überfordert, fang mit kleinen Schritten an. Einfach mal einen Monat auf Gluten und Zucker verzichten. Das wird dich dann hoffentlich motivieren, weiterzumachen. Deine Ernährung liegt in deiner eigenen Verantwortung. Höchste Zeit, diese in Angriff zu nehmen.

TIPP NUMMER 2: BEWEGUNG!

Ja, ich weiß, es ist enorm mühsam, sich für diesen Quatsch zu überwinden. Vor allem, wenn man von seiner Krankheit eh schon gebeutelt ist: Da denkt man als letztes an Sport. Ich verlange auch nicht viel. Gar nicht. Nur vier Minuten täglich. Dieses Training hatte ich vorhin ja schon angesprochen, es nennt sich »Tabata«. Es funktioniert so: Jeweils 20

Sekunden Belastung und dann wieder 10 Sekunden Pause. Das Ganze achtmal. Wichtig ist, dass du in den 20 Sekunden alles gibst, was du hast. Meine Tabata-Übungen sind: Hampelmann, Kniebeugen, Rumpfbeugen, Liegestützen, Plank, Knie hochziehen, Liegestützsprung, Dips. Passende Tabata-Musik und diverse Übungen findest du auf Youtube. Los! Heute damit anfangen!

TIPP NUMMER 3: RUHE UND ENTSPANNUNG

Versuche, dich nicht mehr stressen zu lassen. Okay, das zu kontrollieren liegt tatsächlich nur bedingt in deiner Hand. Aber sei dir bewusst, dass dein allgemeines Wohlbefinden entscheidend für die Entwicklung deiner Krankheit sein kann. Es ist also umso wichtiger, dass du dir Ruhepausen gönnst. Ich gehe in die Cranio-Sacral-Therapie und kann jedem ans Herz legen, das ebenfalls zu tun.

Grundsätzlich ist es wichtig, dich an die Empfehlungen deines behandelnden Arztes zu halten. Ich selbst greife auf diverse Supplements und Probiotika zurück. Ich rate dir hier nochmals vor Experimenten, wie ich sie gemacht habe, ab. Bevor du etwas nimmst, immer mit deinem Arzt gegensprechen. Wechselwirkungen mit anderen Medikamenten sind nicht zu unterschätzen.

Beenden möchte ich dieses Buch mit einer Kurzgeschichte von Amy Hempel »The man in Bogotá«. Sie bringt mit ihren wenigen Zeilen genau auf den Punkt, wofür ich ein ganzes Buch gebraucht habe:

Die Polizei und der Rettungsdienst scheinen mit ihrem Latein am Ende zu sein. Auch die Stimme des flehenden Ehepartners bringt nichts mehr. Die Frau bleibt auf dem Fenstervorsprung stehen und droht zu springen. Ich glaube, dass ich jetzt wohl derjenige sein werde, der die Frau vom Springen abhält. So ist es dann auch. Ich erzähle der Frau von einem Mann in Bogotá.

Er war ein wohlhabender Mann, ein Industrieller, der entführt und als Geisel gehalten wurde, um Lösegeld zu erpressen. Leider spielte es sich nicht wie im Film ab. Seine Frau konnte nicht einfach die Bank anrufen, um innerhalb vierundzwanzig Stunden die gewünschte Million Dollar zu beschaffen. Es dauerte Monate. Ihr Mann hatte eine Herzerkrankung. Die Kidnapper mussten den Mann bis zur Lösegeldübergabe am Leben halten.

»Hör dir das an«, sage ich der Frau auf dem Fenstersims. »Die Geiselnehmer ließen ihn mit dem Rauchen aufhören, haben seine Ernährung umgestellt, und er musste jeden Tag trainieren.« Drei Monate lang hielten sie ihn so gefangen. Als das Lösegeld bezahlt und der Mann freigelassen wurde, untersuchte ihn sein Arzt. Er war in bester Gesundheit!

Nun sage ich der Frau auf dem Vorsprung, was der Arzt damals zum Mann sagte: »Die Entführung war das Beste, was ihm passieren konnte.«

Auch wenn das keine konventionelle Geschichte für eine potenzielle Selbstmörderin war, erzählte ich sie mit der Absicht, dass die Frau auf dem Sims sich eine Frage stellt.

Eine Frage, die sich der Mann in Bogotá ebenfalls stellen musste.

Er fragte sich, woher wir wissen, ob das, was uns geschieht, nicht gut ist?

DANKSAGUNG ROBIN

An meine engsten Freunde und Wegbegleiter: Kwesli, Mister B, Benny, Chris, Massen, Hellje, Kalli, Loui, Dominique, Tamara und Viktor. Danke, dass ihr so wundervoll seid und Licht in meine dunkelsten Stunden bringt!

Marcel Meier, Verena von Horsten und Simon Lanzi für die inspirierenden Denkanstöße.

Prof. Dr. Gerhard Rogler, Res Wepfer, Stefan Schaub – für die professionelle Beratung und große Empathie!

SRF – Für die Unterstützung und Möglichkeit, meine Ideen umzusetzen. Allen voran: Ivo, Tobi, Manuel, Stefano, Aebi & Carin.

Dem SMCCV, vor allem Bruno, für die tolle Aufklärungsarbeit für Menschen mit einer chronisch-entzündlichen Darmkrankheit.

Herzlichen Dank an Amy Hempel für die Geschichte »The man in Bogotá«; Nadine Burke Harris für ihren starken TED-Talk »Wie Kindheitstrauma die Gesundheit ein Leben lang beeinflusst«; Ulrike Ehlert für das aufschlussreiche Interview; Noëlle, für das tolle Coverbild.

An Julia, die mit der Idee für dieses Buch an mich herangetreten ist und an Diana, die einen tollen Job im Lektorat gemacht hat.

Marc, dass wir über dieses Buch nach so langer Zeit wieder zueinander finden, bedeutet mir viel. Ich freue mich jetzt schon auf unser nächstes Projekt!

DANKSAGUNG MARC

Karin, ich danke dir, dass du immer für mich da warst und bist. Bippo, dass du mir meinen Weg ermöglicht hast und mir immer zur Seite stehst. Cornelia, dass du bedingungslos an mich glaubst. Pat, dass du mich in allem unterstützt. Ziad, Michi und Flo, dass ihr mich zum Lachen bringt. Frank, dass wir zusammen schreiben. Erik, dass wir miteinander reden. Miu und Räuber für euer Miau.

Ganz besonders Robin, dass du mir deine Geschichte anvertraut hast.

Julia, dass du meinem Schreiben vertraut hast. Diana, dass du mein Schreiben lesbar gemacht hast. Und danke an alle anderen, die in den letzten Jahren im Großen und Kleinen für mich da waren.

Nicolas, ich hoffe, du bist stolz auf mich. Wir sehen uns.

Sandro, danke für dein Lachen. Und Weinen. Ich freue mich, wenn du dieses Buch bald selbst einmal lesen kannst.

ANHANG

S.O.S. – Sick Of Silence
www.srfvirus.ch/rehmann

Robin Rehmann Social Media
www.robinrehmann.com
www.youtube.com/radikalabnormal
www.facebook.com/robinrehmann
www.facebook.com/robinrehmannvlog
www.instagram.com/robinrehmann
www.twitter.com/robinrehmann

Marc Vogel
www.marcvogel.net

Morbus Crohn / Colitis ulcerosa Vereinigung
Schweiz: www.smccv.ch
Deutschland: www.dccv.de
Österreich: www.oemccv.at

Netzwerk Psychische Gesundheit Schweiz
www.npg-rsp.ch